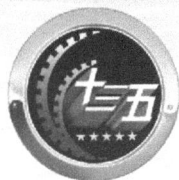

全国医药类高职高专"十三五"规划教材

供临床医学、药学、检验、影像、口腔、康复等专业使用

医学文献检索与利用

（第2版）

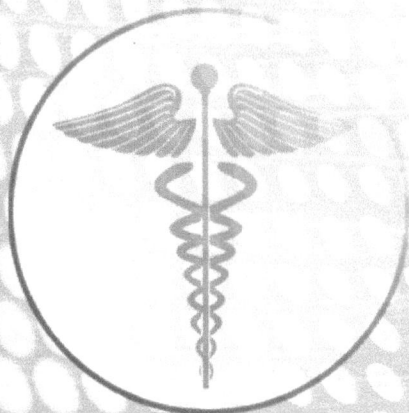

主　编　蒋海萍

副主编　陈　莹　管　进　张素萍

编　者　（以姓氏笔画为序）

叶　青　（广西医科大学）

申永祥　（永州职业技术学院）

张素萍　（山西医科大学汾阳学院）

陈　莹　（广西医科大学）

姜　姗　（山东中医药高等专科学校）

莫小春　（桂林医学院）

蒋海萍　（桂林医学院）

覃惠迪　（桂林医学院）

管　进　（广东医科大学）

西安交通大学出版社
XI'AN JIAOTONG UNIVERSITY PRESS

图书在版编目(CIP)数据

医学文献检索与利用/蒋海萍主编.—2版.—西安:西安交通大学出版社,2017.11(2024.7重印)

全国医药类高职高专"十三五"规划教材

ISBN 978-7-5693-0262-2

Ⅰ.①医… Ⅱ.①蒋… Ⅲ.①医学文献-情报检索-高等职业教育-教材 Ⅳ.①R-058

中国版本图书馆 CIP 数据核字(2017)第 291264 号

书　　名	医学文献检索与利用(第2版)
主　　编	蒋海萍
责任编辑	李　晶

出版发行　西安交通大学出版社
　　　　　(西安市兴庆南路1号　邮政编码710048)
网　　址　http://www.xjtupress.com
电　　话　(029)82668357　82667874(市场营销中心)
　　　　　(029)82668315(总编办)
传　　真　(029)82668280
印　　刷　西安日报社印务中心

开　　本　787 mm×1092 mm　1/16　印张 9.875　字数 231 千字
版次印次　2018 年 1 月第 2 版　2024 年 7 月第 6 次印刷
书　　号　ISBN 978~7-5693-0262-2
定　　价　28.00 元

再版说明

全国医药类高职高专规划教材于 2012 年出版,现已使用 5 年,为我国医学职业教育培养大批临床医学专业技能型人才发挥了积极的作用。本套教材着力构建具有临床医学专业特色和专科层次特点的课程体系,以职业技能的培养为根本,力求满足学科、教学和社会三方面的需求。

为了适应我国高职高专临床医学专业教学模式与理念的改革和发展需要,全面贯彻《国家中长期教育改革和发展规划纲要(2010—2020 年)》《医药卫生中长期人才发展规划(2010—2020 年)》和《高等职业教育创新发展行动计划(2015—2018 年)》等文件精神,更好地体现"职业教育要以就业为导向,增强学生的职业能力,为现代化建设培养高素质技能型专门人才"的要求,顺应医学职业教育改革发展的趋势,在总结汲取第一版教材成功经验的基础上,西安交通大学出版社医学分社于 2017 年启动了"全国医药类高职高专临床医学类专业'十三五'规划教材"的再版工作。本次再版教材共 12 种,主要供临床医学类专业学生使用,亦可作为农村医学专业中高职衔接的参考教材。

本轮教材改版,以《高等职业学校专业教学标准(试行)》和国家执业助理医师资格考试大纲为依据,进一步提高教材质量,邀请行业专家和临床一线人员共同参与,以对接高职高专临床医学类专业教学标准和职业标准。以就业为导向,以能力为本位,以学生为主体,突出临床医学专业特色,以培养技能型、应用型专业技术人才为目标,坚持"理论够用,突出技能,理实一体"的编写原则,根据岗位需要设计教材内容,力求与临床实际工作有效对接,做到精简实用,从而更有效地施惠学生、服务教学。

为了便于学生学习、教师授课,再版时在教材内容、体例设置上进行了优化和完善。教材各章开篇以高职高专教学要求为标准,编写"学习目标";正文中根据课程、教材特点有选择性地增加"案例导入""知识链接""小结"等模块,此外,为了紧扣执业助理医师资格考试大纲,增设了"考点直通车"模块;在每章内容后附有"综合测试",供教师和学生检验教学效果、巩固学习使用。

由于众多临床及教学经验丰富的专家、学科带头人和教学骨干教师积极踊跃并严谨认真地参与本轮教材的编写,使教材的质量得到了不断完善和提高,并被广大师生所认同。在此,西安交通大学出版社医学分社对长期支持本套教材编写和使用的院校、专家、老师及同学们表示诚挚的感谢!我们将继续坚持"用最优质的教材服务教学"的理念,为我国医学职业教育做出应有的贡献。

本轮教材出版后,各位教师、学生在使用过程中如发现问题,请及时反馈给我们,以便及时更正和完善。

前　言

自 1984 年国家下达有关文件要求全国高等医学院校开设医学文献检索与利用课以来，至今已有 30 多年的时间。在这期间，医学文献检索与利用在课程建设和研究方面取得了很大成就，同时也越来越受到人们的重视。医学文献检索与利用课已经成为高校一门独立的课程，被正式列入医学各类专业、各层次学生的教学计划。

21 世纪是信息化的社会，信息检索技术的发展日新月异、瞬息万变。信息化社会的发展对高等教育提出了更高的要求，培养医学生扎实的医学专业知识的同时，还需要培养他们的信息素质、创新能力和终身学习的能力。医学文献检索与利用是一门科学方法课，有很强的实用性，其目的在于培养学生的信息素质，特别是培养学生具备医学文献检索的知识和技能。

本书根据医学专业课程及其他相关课程的需要，对教材内容、结构进行了规划和设计，以培养医学专业信息素质作为主线，理论联系实际，重在应用，深入浅出，文字简明，简表图例使用多。书中详细介绍文献检索的基本知识、检索方法和计算机检索技术；重点讲授图书馆利用、医学信息源特点、常见中外文数据库检索和网络信息检索，并结合医学专业增加了循证医学信息资源检索及医学信息分析评价与利用。在章节前设学习目标，在章后设目标检测，帮助学生掌握和提高信息检索方法和技能，教会学生在浩瀚的知识海洋中及时、全面、准确获取最新专业信息。文后通过实训练习，巩固基本理论，进一步提高学生的检索实践能力。

本书作为"全国医药类高职高专'十三五'规划教材"《医学文献检索与利用》的第二版，修订过程中，力争做到勇于创新、敢于挑战，力求反映信息检索理论与技术的最新进展，增加生动易懂、图文并茂的 PPT 教学资料，帮助学生更快捷、更直观地掌握中外文医学文献资源的检索方法。

本书的具体编写分工如下：绪论、第一章、第二章，由蒋海萍编写；第三章，由张素萍编写；第四章，由覃惠迪、莫小春、姜珊编写；第五章，由管进、申永祥编写；第六章、第七章，由叶青、陈莹编写；第八章，由管进编写；实训指导，由蒋海萍编写。我们在借鉴国内同行编著的不同类型教材的基础上，总结经验，力求汲取各家之长。本书在修订过程中得到诸多院校图书馆和西安交通大学出版社的大力支持，在此，向他们表示感谢！

本书适于作为高等院校医药专业文献检索与利用课程教材，也可作为医药卫生教学、临床、科研人员及医学图书情报工作者的参考书。

由于编者的水平有限，时间仓促，书中难免存在疏漏，敬请同行和读者批评指正，以便及时修订完善。

《医学文献检索与利用》编委会

2017 年 9 月

目　　录

绪　　论

一、课程的任务、内容和意义

（一）医学文献检索与利用课的任务

21世纪是信息化的社会，信息检索技术的发展日新月异，瞬息万变。信息化社会的发展对高等教育提出了更高的要求，培养医学生具有扎实的医学专业知识的同时，还需要培养他们的信息素质、创新能力和终身学习的能力。

医学文献检索与利用是一门科学方法课，本课程的任务是使学生了解医学专业及相关专业文献的基本知识，学会常用检索工具与参考工具书的使用方法，懂得获取、分析、整理、评价和有效利用医学文献信息。其目的在于培养学生的信息意识，特别是培养学生具备医学文献检索的知识和技能，提高学生的信息素质，增强学生的自学能力和研究能力。

（二）医学文献检索与利用课的内容

医学文献检索与利用，是在文献信息加工的有序化、组织存储和检索的规范化基础上，围绕检索工具与参考工具书的使用，吸收相关学科的知识而形成的。它是一门交叉学科，具有独特的知识体系，其教学内容主要包括"基本知识"与"基本技能"两部分。

1. 基本知识

基本知识包括：基本概念、检索原理、检索语言、检索技术、检索方法和检索策略；医学文献信息源的分布、类型和特点；检索工具书及参考工具书的类别、特点及功用；网络检索工具、医学信息的分析、评价和利用等。

2. 基本技能

医学文献检索与利用是一门实践性强的科学方法课，理论知识和实践技能并重。让学生具有掌握知识情报的意识，具有获取与利用文献的技能，是培养学生能力的一个重要环节。要求学生掌握该课程的基本概念和基本理论后，还需掌握各种不同类型医学文献信息的检索技能。掌握医学专业和相关专业主要的中外文检索工具的检索方法；掌握医学信息资源的分布和图书馆资源利用；掌握计算机检索与网络信息检索方法。

通过医学文献检索与利用课程的学习，要求学生根据检索课题懂得选用适当的检索工具、检索手段和检索方法，制订检索策略，整理、分析检索结果和获取原始文献，并能筛选所需文献信息和有效地利用医学文献信息，最终达到具备自学能力、知识更新能力、独立研究能力和终身学习能力的培养目的。

（三）医学文献检索与利用课的意义

医学文献检索与利用课已成为高等医学院校教育课程体系中不可或缺的教育环节，

在高等医学人才的综合素质培养中起着举足轻重的作用。它不仅有助于当前教育质量的提高,而且是教育面向未来的一个组成部分,对人们不断吸收新知识、改善知识结构、提高自学能力和研究能力、发挥创造才能具有重要的意义。

1. 方法教育作用

文献检索与利用课被人们喻为开启知识宝库的钥匙。我国有句谚语:"赠人以鱼,不如授人以渔。"法国17世纪杰出的数学家、哲学家、科学方法论者笛卡尔也说过:"最有价值的知识是关于方法的知识。"本课程使学生通过文献检索的理论教育和查阅文献的实习,掌握一套科学的治学方法,这正是"授人以渔"的教育。

2. 继续教育作用

在知识社会,人们学习和积累知识的过程应扩展到一生,而不是靠某一阶段仓库式的堆积,应是在任何阶段都能从这个仓库里支取。它是一个不断的积累和支取、学习和创造、扩展和加深的过程。当代医学生不仅要具有医学专业知识,而且应具备自我获取信息和知识、更新知识的技能,为其终身教育和学习打好基础,才能满足社会发展的需要,具备新时期高素质医学人才的知识结构、能力结构与素质特征。

3. 在医学科技中的作用

英国著名的物理学家、数学家和哲学家牛顿说过:"如果说我比别人看得更远一点的话,那是因为我站在巨人的肩膀上。"这句话深刻地说明了继承在科学事业中的重要地位。任何一项知识创新、科学发明或学术成果的诞生,都需要查阅大量文献信息、借鉴和继承前人经验。现代医学已向学科纵深发展,向多学科渗透,医学研究人员能否熟练地检索和利用医学文献信息,能否借鉴和继承他人的经验和成果,是衡量其自学与知识更新能力、研究与开发能力、创新与突破能力的重要标志。

德国学者哈根·拜因豪尔也曾说过:"今天一个科学家即使夜以继日地工作,也只能阅读有关他自己这个专业的世界全部出版物的5%。"医学领域与其他自然科学领域一样,不断产生大量的文献。医务工作人员要了解新的医学进展和成就,了解新的诊断和治疗方法,就必须广泛阅读医学文献,学习需要的专业知识,解决工作中遇到的各种疑难问题。那么,医学科技人员如何在浩如烟海的医学文献信息中获取所需文献?答案就是必须掌握医学文献检索知识和方法。通过文献检索,可以迅速、准确、全面地获取医学文献信息,缩短文献查找时间,提高文献阅读的效率,吸收和利用医学文献中的新观点、新技术、新方法,扩大知识面,使科研工作少走弯路,从而推动医学事业的发展。

二、医学信息素质教育

(一)信息素质的内涵

1974年,美国信息产业协会主席保罗·泽考斯基(Paul Zurkowski)提出"信息素质就是利用大量的信息工具及主要信息源使问题得到解答的技术和技能",最早使用信息素质(information literacy)概念。1989年,美国图书馆学会(American Library Association, ALA)将信息素质定义为"信息素质是人能够判断确定何时需要信息,并且能够对信息进行检索、评价和有效利用的能力"。2003年,国际信息素质专家会议发表了布拉格宣言,提出"信息素质包括一个人的信息需求以及寻找信息、评价信息、组织信息并能有效地创造、使用和交流信息来解决手头问题的能力。它是有效参与信息社会的先决条件,也是终身学习的一部分基本人权"。随着对信息素质研究的不断深入,信息素质的界定也得到了完善。目前,国内公认的观点是:信息素质是信息化社会中个体成员所具有的各种信息品质,包括信息意识、信息能力和信息道德。

1. 信息意识

信息意识是指人们对信息的敏感程度,对信息敏锐的感受力、判断力和洞察力;也是人们对信息重要性的认识程度,对信息需求的迫切程度,寻找信息的自觉程度,分析信息、判断信息和吸收信息的洞察程度。信息意识是人们利用信息系统获取所需信息的内在动力,信息意识强弱直接影响信息需求程度。同样的信息,信息意识强的人善于捕捉和利用,信息意识弱的人却漠然视之。信息意识的教育和培养具体包括信息需求意识、信息获取意识、信息保护意识、信息价值意识、信息安全意识和信息传播等方面。

2. 信息能力

信息能力是发现、评价、利用和交流信息的能力,指以各种形式收集、分析、评价、加工、利用和传播信息的能力,包括基本的信息处理能力和开发再生信息的能力。信息能力是信息素质的核心,提高大学生综合信息能力是信息素质教育的关键,也是高素质医学人才必备的生存和发展能力。信息能力的培养包括信息知识、信息获取能力、信息分析和利用能力等方面的培养。

3. 信息道德

信息道德是人们在信息的采集、加工、存储、传播和利用等信息活动中应遵循的道德规范,用以规范人们相互关系的思想观念与行为准则。通过社会舆论、传统习俗等,使人们形成一定的信念、价值观和习惯,从而使人们自觉地通过自己的判断规范自己的信息行为。

（二）医学信息素质教育

21世纪医学科技领域发展迅速,医学信息呈几何级数增长,医学知识更新周期加快,信息技术在医学领域得到广泛应用。医学专业人员,尤其是临床专业人员,是医疗实践活动的主体,担负着疾病诊治和学科发展的重任,同时也被赋予更高的要求,信息素质将成为今后临床医疗工作的重要条件和必备素质。医学信息素质教育的目标是使医学生有能力通过数据库或其他资源检索、管理、运用生物医学信息,解决医疗问题,做出正确决策。只有具备良好的信息素质,掌握信息获取、处理、传递和创造的技能,才能紧跟医学研究前沿,并将医学新知识、新技术应用于医疗、科研和教学中,促进医学发展,适应现代医疗的要求。

第一章　文献信息检索基础

～～～ 学习目标

【学习目的】学习医学文献检索基本知识,培养学生信息素质,为检索医学文献信息奠定基础。

【知识要求】了解本课程的研究对象、研究内容、研究目的,熟悉信息、知识、情报与文献四个概念及其相互关系、文献信息的特点、文献检索的概念及基本原理,掌握文献类型、级别及其特征,掌握检索语言、检索途径、检索方法、检索策略等检索技术。

【能力要求】通过对医学文献检索基本知识的学习,懂得如何获取与利用文献信息,提高学生获取信息的能力。

第一节　文献信息概述

一、文献信息的定义

1. 信息

信息是无形的,它是客观事物的运动状态和特征的反映,是人们认识事物发展的基础。信息有自然信息、生物信息、社会信息、机电信息等类型,如风云雷电、湖光山色、鸟语花香、体温升降、语言、文字、图形符号、脉冲信号、无线电波等。信息可以被人类感知、获取、整理、传递和利用,信息的积累和传播,是人类文明进步的基础。客观世界中大量地存在、产生和传递着各种各样的信息,人类本身及其在医药领域与疾病作斗争的过程中,不断产生各种医药信息。医药信息,就是用语言、文字、符号、图像、影视数据等,反映人类与疾病作斗争的过程中疾病运动状态及其变化方式的信息。

2. 知识

知识是人类在改造客观世界实践中所获得的认识和经验的总和。人类认识客观事物的过程就是大脑对外界事物信息加工的过程。信息是知识的源泉和基础,知识是信息的升华,是优化和系统化了的信息。医学知识属于自然科学范畴,是对人体生命、健康、疾病现象本质规律的认识,它来源于实践,是人们长期与疾病作斗争实践过程中所累积起来的经验的结晶。

3. 情报

情报是人们在一定的时间内、为一定的目的而传递的有使用价值的知识或信息。换言之,情报是传递着的有特定效用的知识,是人们为了解决某个具体问题而选择、加工的知识,是激活了的知识。情报具有三个基本属性:知识性、传递性和效用性。随着人类社会的发展,新的知识产生后经过传递,可以起到启迪思想、开阔眼界、增进知识、改变人们的知识结构、提高人们的认识能力、帮助人们去认识和改造世界的作用。

4. 文献

文献是指记录有知识的一切载体。凡属于人类知识,用文字、图形、符号、声频、视频等手段记录保存下来,并用以交流传播的一切物质形态的载体都统称为"文献"。由此可见,文献的三要素包括知识、记录方式、载体。医学文献,是科技文献的重要组成部分,是记录、交流、传播医学情报的主要手段。

5. 信息、知识、情报与文献的关系

信息是一个十分广泛的概念,它在自然界、人类社会以及人类思维活动中普遍存在。知识是人的大脑通过思维加工、重新组合的系统化信息的集合。情报是为解决特定问题而被活化了的信息与知识。文献是一切物化了的信息、知识、情报。

信息、知识、情报和文献相互之间存在区别,又密切联系。知识来源于信息,是理性化、优化和系统化了的信息;情报是解决特定问题的知识和智慧,是激活的那部分知识;文献是它们的载体。

二、文献信息的类型

根据不同的划分标准,可将文献信息分成多种类型,简述如下。

(一)按文献载体形式划分

1. 书写型

书写型文献,是指以纸张、竹、帛等为载体,由人工抄写而成的文献。在古代,将青铜器、龟甲、兽骨、竹简、纸草、帛、石等材料作为书写或刻印符号、文字、图画的载体。如古代的甲骨文、碑文、金石文、纸帛文、竹木文以及现代的会议录、手稿、病案记录等。

2. 印刷型

印刷型文献,又称纸质型文献,是指以纸张为载体经印刷而成的文献。如图书、期刊、报纸等各种纸质资料。这是一种传统的文献类型,具有方便阅读、流传等优点,目前仍是使用最为广泛的文献形式。

3. 缩微型

缩微型文献,是指以感光材料为载体,将纸张文献缩微复制在感光材料上而成的文献。如缩微胶片和缩微胶卷等。此类文献具有存储密度高、体积小等优点。

4. 视听型

视听型文献,又称声像型,是指以磁性材料或感光材料为载体,采用录音、录像或摄影技术直接记录声音信息或图像信息而形成的文献。如唱片、录音带、录像带、电影等。此类文献具有形象、直观的特点。

5. 电子型

电子型文献,是指以数字化技术将文献储存在光、磁载体上,形成多种类型的电子文献。如电子图书、电子期刊、网络数据库、光盘数据库等。此类文献具有存储密度高,存取方便快捷,并可通过网络进行远程传输和共享的优点。

(二)按出版类型划分

1. 图书

凡由出版社(商)出版的不包括封面和封底在内49页以上的印刷品,具有特定的书名和著者名,编有国际标准书号,有定价并取得版权保护的出版物称为图书。图书具有内容比较系统、全面、成熟、可靠,出版周期较长等特点,是人类用来记录一切成就的主要工具。

国际标准书号(international standard book number,ISBN),是一种国际通行的出版物代码,一个国际标准书号只有一个或一份相应的出版物与之对应。国际标准书号由13位数字组成,前三位数字"978"代表图书产品代码,中间的9个数字分为三组,分别表示组号(国家、地区、语言的代号)、出版社号和书序号,最后一个数字是校验码,例如ISBN 978 - 7 - 117 - 12923 - 7。

2. 期刊

期刊是指有固定名称、版式和连续的编号,定期或不定期长期出版的连续性出版物。根据期刊的出版周期可将期刊分为旬刊、半月刊、月刊、双月刊、季刊、半年刊、年刊。期刊涉及面广、内容新颖、信息量大、出版周期短、传递信息快、传播面广、时效性强,能及时反映国内外各学科领域的发展动态。据统计,科技人员所获取信息的70%以上来源于期刊,它是十分重要和主要的信息源和检索对象。

国际标准连续出版物编号(international standard serial number,ISSN),每一种不同的连续出版物都有唯一代码标识。ISSN由8位数字分两段组成,前7位是期刊代号,末位是校验码,如1000 - 0135。此外,我国正式出版的期刊都有国内统一刊号(CN)。

核心期刊,是指刊载某学科文献密度大,载文率、被引用率及利用率较高,深受本学科专家和读者关注的一类期刊。评价期刊的常用工具有《中文核心期刊要目总览》《中国科技期刊引证报告》《期刊引文报告》。

3. 其他类型文献

非书非刊的出版物,又称特种文献,常为不定期出版,数量庞大、类型繁多。如:科技报告、专利文献、标准文献、技术档案、会议文献、学位论文等。

知识拓展

图书在版编目(cataloguing in publication,CIP),是依据相关的国家标准对图书进行著录、分类标引、主题标引。

影响因子(impact factor,IF),是指某一期刊的文章在特定年份或时期被引用的频率,即某期刊前两年发表的论文在统计当年的被引用总次数除以该期刊在前两年内发表的论文总数,是衡量学术期刊影响力的一个重要指标。

三、文献信息的级别

根据加工程度的不同,文献信息可分为以下四个等级。

1. 一次文献

一次文献,即原始文献,是指作者以其本人的研究成果,如观察、实验、调研等的结果,为基本素材写成的原始创作。一次文献包括期刊论文、专利说明书、科技报告、会议论文、学会论文、学位论文、专题著述等。一次文献是情报源,是产生二、三次文献的基础。但由于其量大、分散而无序,给读者的查找与利用带来极大的不便。

2. 二次文献

二次文献,即检索工具,是将大量的、分散的、无序的一次文献按照一定的方法进行加工、整理,使之形成系统化便于查找的报道性、检索性文献。二次文献包括目录、索引、文摘等。一次文献是检索的对象,二次文献是情报线索,是检索的手段与工具。因此,二次文献检索及其利用是课程的核心内容。

3. 三次文献

三次文献,是指利用二次文献并在其指引下,对大量一次文献进行综合分析研究加以浓缩和提炼而写成的文献。三次文献包括年鉴、进展、述评、综述、百科全书、指南、手册等。三次文献是信息调研的结果,是对一次文献进行阅读、筛选所需内容,最后归纳、整理、加工、提炼而写成的文献。读者可以通过阅读三次文献全面了解某一专题、某一领域当前的研究水平、动态。

4. 零次文献

零次文献,是指未经加工或未正式公开发表的原始文献,即不借助实物媒体,通过直接交流所获得的信息。零次文献包括个人书信、手稿、实验数据、会议记录、观测记录、调查材料等。它具有零散性、客观性、不成熟性等特点。

四、文献信息的特点

1. 增长迅速,数量庞大

医学文献是科技文献的重要组成部分,医学文献占整个科技文献的四分之一。随着生命科学新理论、新技术的产生,边缘学科和新兴学科的不断涌现,医学文献的增长速度十分迅速,数量非常庞大。

2. 发表分散,内容重复,文献语种增多

现代科学技术综合交叉、彼此渗透,同一篇文献可能出现不同出版形式、不同文字、不同范围内多次发表,文献重复发表的现象越来越多。文献发表也较分散,一种专业刊物所报道的内容,往往包含了多个学科,一篇专题论文又往往涉及几个专业。同时,文献的出版语种不断增多。

3. 类型繁多,迅速向电子化、网络化和数字化方向发展

医学文献的类型除了传统的印刷型以外,还有各种视听型、缩微型、电子型等文献并存,各类文献各有所长、互相补充。随着现代通讯技术、电子技术和网络技术突飞猛进,

电子型文献现已成为目前发展最快、最为重要的文献类型。

4. 文献信息更新周期缩短,交流速度加快

科学技术发展越快,文献寿命越短,文献信息的出版周期缩短,交流速度加快。随着医学创新周期不断缩短,快报类期刊也已成为国际影响力较大的一类医学期刊,如美国《传染病快报》、英国《神经科学快报》、法国《精神科学快报》等,它们具有发表时间短、文章篇幅小、信息容量大、影响因子高等特点。

第二节　文献信息检索概述

一、文献信息检索的定义、类型及原理

(一)文献信息检索的定义

文献信息检索,是将文献按照一定方式集中组织和存储起来,并按照文献用户的需求查找有关文献或文献中包含的信息内容的过程。文献信息检索有广义和狭义之分。广义的文献信息检索包括文献的存储和检索两个过程:文献信息的存储,一般由专门情报人员将大量的分散的文献信息收集起来,经过加工、处理,使之有序化和系统化,成为有查询功能的检索工具;文献信息的检索,就是用户或情报工作人员利用检索工具,按特定要求,将文献信息检索出来。狭义的文献信息检索,即从信息集合中找出所需要的信息的过程,相当于人们通常所说的信息查询。

(二)文献信息检索的类型

1. 按存储和检索的内容划分

(1)数据检索:以文献中的数据为对象的一种检索,具有数量的性质,以数值形式表示数据。数据检索包括物质的各种参数、观测数据、统计数据等,如某种材料的电阻、某种金属的熔点、化学分子式、临床实验室各种指标的正常值、期刊影响因子等。

(2)事实检索:以文献中的事实为对象,检索某一事件发生的时间、地点或过程。如机构、人物、事件、疾病的诊断和治疗,药物的用法和不良反应等信息。

(3)文献检索:以文献线索或者原文为检索对象的一种检索。文献检索是一种相关性检索,检索结果是文献线索或者原文。

2. 按检索手段划分

(1)手工检索:指利用印刷本检索工具进行人工查阅并做出笔记。手工检索的方法比较简单,容易掌握,但费时、费力,容易造成误检和漏检。

(2)计算机检索:指信息用户根据特定目的,利用计算机信息系统对情报信息进行自动存储与检索的过程。计算机检索信息更新快、检索速度快、智能化辅助检索,具备手工检索无可比拟的优越性,成为当今文献检索的主要方式。

3. 按系统信息的组织方式划分

(1)全文检索:指检索系统中存储的整篇文章或整本书。

（2）超文本检索：强调中心节点之间的语义联接结构，靠系统提供的复杂工具作图示串行和节点展示，提供浏览式查询。

（3）超媒体检索：融入了静、动态图像（形）以及声音等多种媒体信息。信息的存储结构从单维发展到多维，存储空间范围不断扩大。

（三）文献信息检索的原理

文献检索过程的实质是信息检索标识与信息存储标识的匹配过程。文献检索原理指通过一定的方法和手段，使信息存储与检索这两个过程所采用的特征和标识达到一致，以便有效地获取和利用文献，如图 1-1 所示。

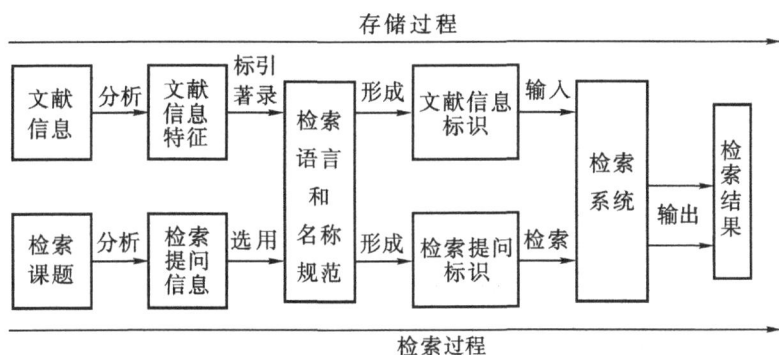

图 1-1 文献检索原理

文献信息存储时，标引人员根据信息源的外表特征和内容特征，用特定的检索语言转化为一定的标识，组成检索工具，构成一定的检索系统。文献标引和检索必须使用相同的语言标准，检索语言是沟通文献信息标引人员和信息用户之间的桥梁，同时又是检索系统的重要组成部分。

二、文献信息检索语言

（一）检索语言的定义

检索语言，又称标引语言，是检索信息所使用的一种专门的人工语言，是用来描述信息源特征和进行检索提问的专门语言。如果没有检索语言作为标引人员和检索人员的共同语言，就很难使标引人员对文献信息内容的表达和检索人员对相同文献信息内容需求时的表达取得一致，文献检索也就不可能顺利实现。

（二）检索语言的种类

1. 按使用语词的受控情况划分

（1）规范化语言：又称受控语言、人工语言，是在使用前经过优选和规范化处理的检索语言。对同义词、近义词、多义词、相关词及缩略词进行规范化处理，一个词表达一个概念。如主题词即属于此类语言，具有单一性。

（2）非规范化语言：又称非受控语言、自然语言，是在使用前未经过优选和规范化处理的检索语言。一些特定概念无法用规范化语言准确表达,或新出现的词语还未来得及被规范化时,需要使用非规范化语言。如关键词即属于此类语言。

2. 按描述的文献特征划分

(1)描述文献外部特征的语言:以文献信息上标明的、显而易见的外部特征,如文献篇名、作者姓名、出版者、机构名称、文献号、文献出处等作为文献的标识和检索的依据;是以篇名、作者及号码的检索途径来满足用户需求的检索语言。

(2)描述文献内容特征的语言:用分类号或主题词作为检索标识而建立的检索语言,包括分类语言和主题词语言。与描述文献外部特征的语言相比,描述文献内容特征的语言在揭示文献特征与表达信息提问方面,具有更大的深度。

3. 按构成原理划分

(1)分类语言:以学科性质为主,对各种概念加以分类和系统排列,并用一定的标记符号加以表达的文献信息检索语言。分类语言以学科逻辑体系为中心,体现学科的系统性、从属性和派生;以线性系列来揭示事物之间的联系,有垂直、平等、从属之分,关系明确。分类语言能完整地反映学科的系统性和从属性,能满足族性检索的要求。

(2)主题语言:采用描述文献主题内容的词语标识的检索语言,是经过人工规范化处理的最能表达文献主题概念的词语。主题语言以概念和语言为中心,不管学科体系,用文字标记;以特定事物为中心,可以反映与之有关的全部问题。主题语言不受学科体系的约束,专指性强,能满足特性检索的要求。

(3)代码语言:以表示事物某方面特征的代码为标识,用某种代码系统加以标引和排列来表达主题概念的一种标引语言。

三、文献信息检索技术

手工检索和计算机检索是文献信息检索的主要手段。手工检索多以书本式或卡片式检索工具为主,计算机检索则借助于计算机设备进行人机对话式检索。进入 21 世纪,伴随信息技术的发展,文献信息检索手段发生了根本性变化,传统的手工检索已基本被计算机检索所取代。利用计算机或通过计算机网络交流、获取、检索信息成为人类信息交流方式的主流。

下文重点介绍计算机检索。

(一)计算机检索系统的构成

计算机检索系统是借助计算机技术设备,用计算机存储技术和手段,根据人们共知的情报检索语言,将各种情报信息源输入、存储在计算机数据库中并使之有序,以会话方式提供情报检索的自动化查询系统。计算机检索系统主要由计算机硬件、计算机软件和情报数据库构成。

1. 计算机硬件

计算机硬件是指计算机主机一系列机器设备、外围设备以及与数据处理或数据库传送有关的其他设备。如主机、显示器、光盘驱动器、键盘、打印机、通讯设备等。

2. 计算机软件

计算机软件是指为完成计算机检索系统的功能而设计的,并在特定操作系统支持下的应用程序。如系统软件、应用软件和检索软件。

3. 情报数据库

情报数据库是计算机信息检索的重要组成部分,数据库类型有文献型数据库、数值型数据库、事实型数据库、全文型数据库。

(二)计算机检索的原理及特点

1. 计算机检索的原理

计算机检索是利用计算机对信息进行存储与检索的过程,是用计算机代替人工检索的匹配过程,是将检索提问与数据库中文献记录之间的标识进行匹配运算,然后输出检索结果的过程,如图 1 - 2 所示。

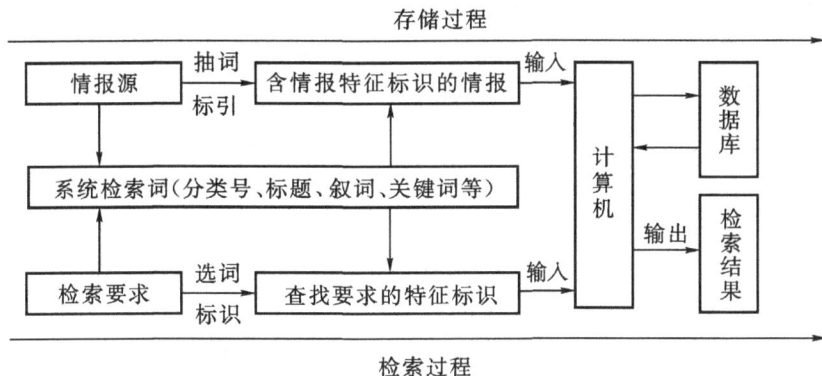

图 1 - 2 计算机检索原理

2. 计算机检索的特点

与手工检索相比,计算机检索具备手工检索无可比拟的优越性,成为文献检索的主要方式。计算机检索具有以下特点。

(1)检索速度快:计算机检索速度是以秒来响应的,检索效率高,在很短的时间内就可以从成千上万条记录中找出所需信息。

(2)检索范围广:数据库存储的信息量大,可以迅速而方便地获得相关学科或主题的、所有数据库中的多种类型信息,也可以通过网络共享到更多的数据库信息。

(3)数据更新快:多数光盘数据库为月更新、周更新,网络信息甚至为日更新,通过计算机检索可以及时获得最新信息。

(4)检索功能强:数据库检索系统提供更多的检索途径,如主题词、关键词、限定检索等,可以采用灵活的逻辑运算符、截词符组配检索,大大地提高检索效率。检索功能完备,辅助以智能化检索、定题检索,能快速、准确地检索所需信息,计算机检索结果输出方式也丰富多样,浏览检索结果的过程中可获取更多的信息,也可在检索结果中进行二次检索。

(三)数据库的概念及结构

1. 数据库的概念

数据库是计算机存储设备中合理组织的相互关联的数据集合。简而言之,数据库是计算机存储设备上经过处理的数据集合。它是存储数据和检索数据的有效手段。数据库是计算机技术与情报检索技术相结合的产物,是现代重要的信息资源管理工具,是计算机检索系统的基础与核心,是信息资源,是检索对象。

2. 数据库的结构

数据库的基本结构包括字段、记录与文档。一个数据库是由一个或多个文档组成,每个文档由若干记录组成,而每条记录则是由若干字段构成。

(1)文档:数据库中一部分记录的集合。为方便用户检索,数据库常按学科和年代划分为若干文档。例如美国国立医学图书馆的大型生物医学数据库 Medline 按年代建有152、153、154、155 文档;又如中国学术期刊数据库有基础科学、工程科技Ⅰ、工程科技Ⅱ、农业科技、医药卫生科技、哲学与人文科学、社会科学Ⅰ、社会科学Ⅱ、信息科技、经济与管理科学十大专辑。

(2)记录:经过加工处理的二次文献信息的集合,每条记录对应一篇文献、一本专著、一篇专利说明书或一则信息。数据库中的每个文档是由许多的记录组成,是构成数据库的最基本信息单元。

(3)字段:组成记录的数据项。数据库中的每个记录一般由若干个描述性字段组成,各字段都有相应的字段标识符,如标题(TI)、著者(AU)、地址(AD)、文摘(AB)、出处(SO)、刊名(TA)、出版年(PY)等。字段不仅是构成记录的基础,也是检索点或检索入口。

3. 数据库的类型

数据库有多种分类方法,按内容划分为以下七种类型。

(1)书目型数据库:也称二次文献数据库,它存储的内容为各种文献信息,包括各种文摘、索引、目录。如联机公共检索目录,常用生物医学书目数据库有医学文献联机数据库、中国生物医学文献数据库等,这种类型的数据库给用户提供一些简单而基本的信息以及原始文献的线索。

(2)数值型数据库:主要包含的是数值数据,有的也包含用来定义数字所必需的少量文字。提供数值信息,包括统计数据、实验数据、人口数据、化学品理化参数等。常见数值型数据库如美国国立生物技术信息中心(NCBI)的 GenBank(基因库)、美国国立医学图书馆编制的化学物质毒性数据库(RTECS)等。

(3)事实型数据库:又称指南数据库,它存储的内容是描述人物、机构、事物的情况、现象、特征、过程等事实性信息,如电子化的词典、百科全书、年鉴、手册、名人录、机构指南、产品目录、科研成果目录等。这一类的数据库有美国 MEDLARS 系统的医生咨询数据库 PDQ。

(4)全文型数据库:存储的是原始文献的全文,可检索到原始文献的全部内容,如中文全文数据库有中国期刊全文数据库、中文科技期刊数据库、万方数据资源系统数字化期刊全文数据库等,西文全文数据库有 SpringerLink 期刊全文数据库、PML 全文数据库等。

(5)超文本型数据库:将内容分割为若干相对独立的数据块,相应数据块间建立超链接关系。数据包含声音、图像、视频和文字等多种信息,如美国的蛋白质结构数据库 PDB。

(6)图像型数据库:以图像为信息主体,适当配以简短的文字说明,如解剖图谱、中药图谱、诊断图谱、手术图谱等。

(7)术语数据库:指专门存储和检索名词术语、词语信息等的一种源数据库,如医学电子词典、机读词典等。

(四)文献信息检索技术

1. 布尔逻辑检索

布尔逻辑检索是用布尔逻辑运算符将检索词、短语或代码进行编辑组配,指定文献的命中条件和组配次序的检索方法。常用的布尔逻辑运算符有逻辑"与"、逻辑"或"和逻辑"非"。

(1)逻辑与(and):表示检出文献记录中同时含有检索词 A 和检索词 B,其表达式为"A and B",如图 1-3 所示。逻辑与适于连接有限定关系或交叉关系的词,其作用是缩小检索范围,提高查准率。如检索肠炎与肠病毒关系的文献,表达式为"肠炎 and 肠病毒"。

(2)逻辑或(or):表示检出文献记录中含有检索词 A 或检索词 B,其表达式为"A or B",如图 1-3 所示。逻辑或适于连接有同义关系或相关关系的词,其作用是扩大检索范围,提高查全率。如检索有关艾滋病的相关文献,表达式为"艾滋病 or AIDS or 获得性免疫缺陷综合征"。

(3)逻辑非(not):表示在含检索词 A 的文献记录中不包含检索词 B 的文献,其表达式为"A not B",如图 1-3 所示。逻辑非适于排除那些含有某个指定检索词的记录,其作用是缩小检索范围,提高查准率。如检索除锌以外的微量元素,表达式为"微量元素 not 锌"。

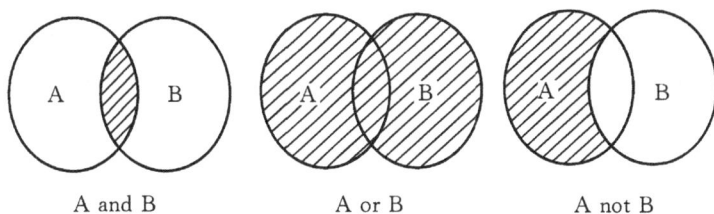

图 1-3 逻辑运算符示意图

使用布尔逻辑运算符时应注意以下几个问题:①检索词或短语与逻辑运算符之间需要空一个半角空格;②可同时使用多个逻辑运算符,构成复合逻辑检索式;③强调运算次序,还可采用优先算符"()";④算符的优先级依次为:"()">"not">"and">"or";

⑤不同数据库对逻辑运算有不同的规定,如用"＊""＋""－"等。

2. 位置检索

文献记录中词语的相对次序或位置不同,所表达的意思可能不同,而同样一个检索表达式中词语的相对次序不同,其表达的检索意图也不一样。

位置检索也叫邻近检索,是用来表示检索词和检索词之间位置关系的检索技术,通过用位置运算符来实现。它首先包含布尔逻辑"and"的含义,同时进一步限定两个检索词之间的位置关系。常用的位置运算符有"with(W)"和"near(N)"。

(1)with:表示检索词位置相邻,两者之间只允许有一个空格或标点符号,不允许任何字母或词,且两词的词序不可以颠倒。其检索式为"A with B",如 liver with cancer。

(2)near:表示检索词位置相邻,且两者之间只允许有一个空格或标点符号,不允许任何字母或词,检索词出现的顺序可前可后。其检索式为"A near B",若"A nN B"则表示检索词 A、B 之间最多允许间隔 n 个词。

3. 截词检索

截词检索是指在检索词中保留相同的部分,用截词运算符代替可变化的部分的检索方法。按截断的字符数量来分,截词运算符有无限截断和有限截断两种,经常将无限截断符称为截词符"＊",可替代零至多个字符,而将有限截断符称为通配符"?",只替代一个字符。例如检索式为"?细胞",即可检索出红细胞、白细胞、粒细胞等;检索式为"＊肺炎",即可检索出病毒性肺炎、细菌性肺炎、慢性肺炎、急性肺炎等。

4. 限定检索

限定检索是指通过限定检索范围达到优化检索结果的方法。限制检索的方式有多种,主要有限定字段检索和限定条件检索。

(1)限定字段检索:限定字段检索是指将检索词限定在数据记录中一个或几个字段范围内查找的一种检索方法。如 Smith[au]。

(2)限定条件检索:限定条件检索是指选题服务检索系统提供的各种限定条件将检索范围缩小,提高检索结果的查准率。可限定的条件很多,主要有文献类型,发表时间,研究对象年龄,语种,是否有摘要和全文等。

5. 扩展检索

扩展检索是同时对多个相关检索词执行逻辑或检索的技术,它不仅能检出检索词的文献,还能检出与该检索词同属于一个概念的同义词或下位词的文献。

6. 加权检索

加权检索是某些检索系统中提供的一种定量检索技术,它判断的是检索的重要程度,而不是证实其在数据库记录中是否存在。

四、文献信息检索方法

检索方法,是为实现检索方案中的检索目标所采用的具体操作方法或手段的总称。掌握一定的文献检索方法,能迅速、准确地查到所需的文献资料。检索方法很多,在检索过程中应根据检索系统的功能和检索者的实际需求,灵活运用各种检索方法,以达到满意的检索效果。检索方法一般可分为常用法、追溯法、分段法。

1. 常用法

常用法又称工具法,即利用各种检索工具查找文献的方法,分为顺查法、倒查法和抽查法。手工检索时经常使用此方法。

(1)顺查法:利用文献检索工具按时间顺序由远及近地进行文献信息检索的方法。这种方法要已知某一事物开始研究的时间,是一种从旧到新的文献查找方法。采用顺查法检索文献,基本上可以反映某项目(课题或学科)发展的全貌,能检索到比较全面的文献信息,但比较盲目、耗时费力,检索效率低。一般是新开课题、较大课题和申请专利查新时采用这种方法。

(2)倒查法:利用文献检索工具按时间顺序由近及远地进行文献信息检索的方法。采用倒查法检索文献,主要是查找近期文献,可最快地获得最新资料,保证文献的新颖性,检索效率高,但容易遗漏文献而影响查全率。

(3)抽查法:针对某一课题,重点对最可能出现或最多出现的时间段进行检索,这是利用学科的波浪式发展特点查找文献的一种方法。抽查法针对性强,节省时间,多用于检索专题调查报告。

2. 追溯法

追溯法又称追踪法或引文追踪法,是利用已知文献的参考文献或引用文献追踪查找相关文献的方法。这种方法以某一文献后所附的参考文献为线索,逐一追查原文;再根据这些原文后的参考文献逐渐扩大线索,不断追查下去,获得越来越多的相关文献。在没有检索工具或检索工具不完整时,可采用追溯法获得相关文献。

3. 分段法

分段法也称循环法或交替法,是将常用法与追溯法相结合或交替使用的方法。该方法发挥综合优势,检索结果更佳。

五、文献信息检索途径

文献信息检索途径又称为文献信息检索入口,是检索文献的路径,根据课题所需文献的特征,可以从不同的角度和检索点进行检索。它包括分类途径、主题途径、题名途径、著者途径、号码途径等。各类检索工具或文献数据库有各种不同的检索方法和途径。

1. 分类途径

分类途径是根据文献内容主题所属学科性质,按照一定的分类体系编排而成的检索途径,以学科分类体系中的分类号或分类名为标识检索文献的途径。其使用的语言是分类语言,我国高校和公共图书馆均采用《中国图书馆分类法》进行文献分类。分类检索的特点是能完整体现学科体系,有利于通过族性检索,快速获得同一学科或同一专业的文献。检索课题内容宽泛、学科特征明显时,可以根据分类途径进行检索。例如,用分类途径查找婴儿营养障碍的相关文献,可使用《中国图书馆分类法》的分类号 R723 进行检索,以查找相关文献。

2. 主题途径

主题途径是按照文献内容主题查找文献的途径。其使用的语言是主题语言,即标题词语言、单元词语言、叙词语言和关键词语言。检索用户根据需要查找的文献要求,分析内容,提炼主题概念,确定检索词,便可进行检索。主题途径检索具有专指性,查全率和查准率较高。它是一种主要的检索途径,可从不同的角度揭示文献内容,各个主题是独立的,能集中地检索到与课题有关的分散在不同学科的文献。

3. 题名途径

题名途径是根据已知文献题名来查找文献的途径。题名包括出版社名、书名、刊名、报纸名、篇名和会议名等。使用题名途径可以检索某方面的文献资料,了解出版社或期刊、报纸、会议的情况。例如,需要检索《中国医学影像技术》这一期刊的基本情况和刊登文献情况,可通过刊名途径查到该刊,以了解其出版情况。

4. 著者途径

著者途径是根据已知文献著者来查找文献的途径。著者包括个人著者、机关团体著者或著者所在机构和专利权人。使用著者途径查找文献,能把某个著者所取得的成就如专著、论文、课题项目等,全面、系统地集中反映出来。

5. 号码途径

号码途径是根据已知文献号码来查找文献的途径。利用各种代码查找文献,如化学物质登记号、专利号、标准号、国际标准书号、国际连续出版物编码等。例如,已知国家标准号 GB/T 7714—2015,用号码途径即可查出中华人民共和国国家标准《文后参考文献著录规则》。

6. 其他途径

其他途径包括利用检索工具的各种专用索引来查找文献的途径。如引文途径、符号代码索引(分子式、元素符号、结构式等)、专用名词术语索引(地名、生物属名等)。

六、文献信息检索策略

检索策略是指为实现检索目标而制订的检索方案和计划。检索策略不但能够保证检索过程的顺利实现,也能影响检索效果。好的检索策略可以优化检索过程,提高检索效率,节省检索时间。

计算机检索策略的制订一般包括分析课题、选择检索系统和数据库、确定检索标识、选择检索途径、构建检索表达式、调整检索策略等过程。

1. 分析课题

分析课题内容概念、明确信息需求,是制订检索策略的基础和前提。首先对检索课题进行分析,明确检索课题涉及的学科、语种、时间范围、主题概念、所需信息类型、文献特征标识等,力求检索的主题概念准确而又能反映检索要求。

2. 选择检索系统和数据库

只有全面了解各种检索系统和数据库的收录情况、标引和检索方法,根据课题涉及的学科和主题概念选择适合的检索系统和数据库,确定最佳的检索方法和途径,才能迅速准确地检索到课题所需要的信息。选择检索工具时要注意其收录学科范围、文献类型、语种和年限,可选择一个或多个检索工具,力求查全。

3. 构建检索表达式

检索表达式是用来表达用户检索提问的逻辑表达式,是检索策略的具体体现,其关键是正确地选词和组配逻辑运算符。根据文献特征确定检索标识,构建检索提问表达式。如果课题属于单一概念,用单个检索词表达即可;对概念复杂的课题,可分解为若干概念单元,通过一定的逻辑运算符组配检索词来表达信息需求。另外,在确定检索词时,应尽量选用规范化词,适当选择自由词作为补充。

4. 调整优化检索策略

实施检索时,应根据检索结果,采用各种方法及时修改和调整检索策略,使其逐步完善,以达到最佳的检索效果。

评价检索效果通常用查全率和查准率来衡量。查全率是指检出相关文献量与检索系统中相关文献总量的百分比。查准率是指检出的相关文献量与检出文献总量的百分比。查全率和查准率之间有着互逆的关系,就是说查全率提高,查准率就下降,反之亦然。在计算机检索中,一般认为查准率为 60%～70%、查全率为 40%～60% 是较为理想的。可通过以下两种方法提高查全率或查准率。

(1)扩检方法:通过扩大检索范围等方法以达到扩检、提高查全率的目的。扩检的方法主要有:①降低专指度;②使用上位词、同义词、近义词和族性检索;③使用截词检索;④增加检索途径;⑤减少限定条件;⑥扩大检索年限。

(2)缩检方法:通过缩小检索范围等方法以达到缩检、提高查准率的目的。缩检的方法主要有:①提高专指度;②使用加权检索、限定检索、精确检索;③增加限定条件;④缩短检索年限。

目标检测

1. 文献检索课的任务是什么?
2. 当代大学生要具备怎样的信息素质?
3. 医学文献信息的特点是什么?
4. 医学文献的类型有哪些?
5. 医学文献的级别如何区分?
6. 文献检索语言有哪些?
7. 文献检索过程中应该注意哪些问题?

第二章　图书馆利用

学习目标

【学习目的】学习图书馆利用知识,使学生对图书馆资源有初步的认识。

【知识要求】了解医学院校图书馆的性质、图书馆服务类型,掌握文献资源类型及利用、图书馆图书分类法及排架、期刊排架、馆藏目录查询等。

【能力要求】通过学习图书馆利用知识,能够利用图书馆查找专业文献资源。

第一节　图书馆概述

图书馆是搜集、整理、收藏图书资料供人阅读、参考的机构,有保存人类文化遗产、开发信息资源、参与社会教育等职能。我国图书馆的类型有国家图书馆、公共图书馆、高等学校图书馆、科学和专业图书馆、儿童图书馆、军事图书馆等。

其中,高等学校图书馆是学校的重要组成部分,是大学生寻求知识、追求理想的良师益友。人们常把高等学校图书馆喻为"心脏",称它为大学生的"第二课堂"。德国柏林图书馆的大门上镌刻着这样一句话:"这里是人类知识的宝库,如果你掌握了它的钥匙的话,那么全部知识都是你的。"由此可见,想充分利用图书馆资源,就必须熟练地掌握它的使用方法,了解和充分利用图书馆也是每个大学生必须掌握的技能之一。

一、医学院校图书馆的性质

医学院校图书馆具有社会性、学术性、服务性和教育性的性质,简述如下。

1. 社会性

图书馆具有社会性,是随着医药卫生事业的发展以及医药卫生事业对医药文献信息的迫切需要而产生的。图书馆馆藏文献是人类共同的精神财富,是人类社会活动的产物。文献资源是记录社会与自然知识、信息的载体,包括文字、符号、图像、声音各种存储形式,具有继承性和传递性。

2. 学术性

图书馆是为教学和科学研究服务的学术性机构,其工作是学校教学和科学研究工作的重要组成部分。图书馆活动是整个科学研究活动中不可分割的组成部分。任何科学研究都必须借助于图书馆文献资料所记载的、人类长期实践积累的知识和经验。医学图书馆所从事的工作正是医学科学研究工作的前期劳动,医学图书馆也直接参与了医学科学研究的学术活动。

3. 服务性

图书馆收藏文献信息的主要目的在于利用,图书馆通过对文献信息的收集、整理、传递和使用,将一部分人创造的精神财富传授给另一部分人。高校图书馆是为教师和学生服务,为教学和科研服务。图书馆工作者是图书馆与读者之间的"桥梁"和"中介"环节,通过文献流通和传递体现出其服务性。

4. 教育性

图书馆既是大学文献信息中心,又是大学生的第二课堂,在开展大学生素质教育中具有举足轻重的作用。图书馆自身的特点,决定了它是自学的园地,也是知识更新、进行终身教育的场所。图书馆教育对象极为广泛,所以人们把图书馆称为"第二课堂""没有围墙的大学"。没有任何先决条件和限制,只要能识字,就可以利用图书馆充实自己、提高自己。所以,图书馆在教育中占有非常重要的地位,有着不可替代的作用。它对科学文化事业的发展、对推动社会文化的进步有很大的作用。

二、医学院校图书馆的特点

图书馆馆藏资源,是经过收集、整理、加工并能为读者利用的各种文献,是图书馆开展读者服务的物质基础。图书馆馆藏不再只是一个实体概念,已变成"实体资源 + 虚拟资源"的结合,馆藏结构趋向多维化,馆藏载体类型多元化,加强实体馆藏资源、数字信息资源、虚拟馆藏资源、特色数据库的建设与优化配置。它既有传统的纸质文献资源,也有光盘、磁盘、磁带等实体形式的电子出版物,还有以虚拟形式存在的网络化信息资源,实体资源与网络虚拟资源优势互补,为学校的教学和科研工作提供了文献资源保障。

医学院校图书馆围绕学校培养目标、学科建设以及专业设置等特点,根据学校学科的发展方向与教学科研的需求,制订切实可行的馆藏发展规划,合理安排馆藏资源和网络资源的比例,建立了独具特色的馆藏体系。其最突出的特点体现在馆藏结构,具有以医学文献信息资源为主体,其他类的文献信息资源为辅的藏书特点,医学文献信息资源在馆藏中占绝对优势。

三、医学院校图书馆的主要任务

医学院校图书馆的主要服务对象是教师、学生、科研及医护人员。其任务是为医学教学、科研和临床实践服务,在对文献信息资源进行科学整理、加工、管理的基础上,积极开发文献信息资源,开展文献信息服务,及时提供医学领域的新动态、新观点、新技术及新方法等信息,以满足医学教学、科研、临床实践对医学信息资源的需求。

四、医学院校图书馆信息服务

图书馆服务是指图书馆根据读者的文献需求,充分利用图书馆资源直接向读者提供文献和信息的一系列活动。医学院校图书馆信息服务主要有文献的借阅、参考咨询、情报信息服务、用户教育等方式。

1. 文献借阅服务

文献借阅服务是图书馆主要的服务内容和服务方式,是图书馆传递文献的主要手段,也是读者利用图书馆文献的主要渠道,是读者利用书刊资料进行学习和科学研究的重要形式。图书馆阅览室有着宽敞的空间、舒适的桌椅、明亮的光线、整洁的环境、安静的气氛,为读者学习、研究提供良好的条件,是最受读者欢迎的学习场所。

文献借阅服务包括文献外借服务、阅览服务、馆际互借等。文献借阅即读者凭本人借阅证,可自由进入图书馆各书库及阅览室,根据自己的需要挑选书刊,进行阅读和借还。文献借阅服务是图书馆工作的前哨,开展好文献借阅服务,能满足读者的阅读需求,充分发挥馆藏文献的作用。

2. 参考咨询服务

参考咨询服务是图书馆读者服务工作的一个重要组成部分,是针对读者的需要,通过解答咨询、协助检索等方式有针对性地提供信息服务。参考咨询服务就是向读者提供知识服务,提供寻求知识途径的指导服务。

在网络化、数字化环境中,传统参考咨询服务受到严峻的挑战。现代网络参考咨询服务在与读者交流的方式和手段上发生了深刻的改变,极大地延伸了信息服务的功能。网络参考咨询服务的最大特点就是"虚拟",其以网络为依托,不受图书馆开馆时间的限制,用户也不必亲自到图书馆,可以通过网络查阅联机目录和电子资源,获得馆藏信息和得到常见咨询问题的解答。参考咨询服务将帮助读者解决利用图书馆时遇到的一些问题,使他们更好地利用图书馆。

3. 情报信息服务

情报信息服务是运用科学的方法,把国内外有关科学知识和最新的科研成果,有计划、有目的、准确、及时地提供给用户使用的一项科学技术工作。情报信息服务的内容很多,主要有书目服务、文献检索服务、定题服务、科技查新、文献传递等。

(1)书目服务:指根据课题的需要,收集编制各种通报性和专题性书目、索引、文摘、快报等二次文献,经过系统、科学的编排、广泛迅速地提示与报道大量国内外某一专题的发展动态、出版与收藏情况,提供给读者和用户参考利用。

(2)文献检索服务:指根据读者的不同课题需求,利用国内外检索工具,通过各种检索方法和检索途径,查找文献线索,提供给读者。

(3)定题服务:指根据读者研究课题的过程中不同阶段的不同需要,进行文献收集、筛选、整理,收集最新研究动态,定期或不定期地提供给课题研究人员以了解课题的进展情况、存在的问题等。

(4)科技查新服务:指情报工作人员针对科研人员委托科研课题,利用国内外有关文献检索系统,进行全面、准确地查找与课题相关的文献资料,运用多种方法进行对比分析,为科研立项、成果评审等科技活动的新颖性评价提供科学依据的情报咨询服务。

(5)文献传递服务:又称为原文服务或全文提供,是指图书馆利用本馆或外馆文献资源将读者申请的特定的原始文献传输给用户的服务。

4. 用户教育服务

用户教育服务是指通过开设文献检索课程、图书馆利用培训和各种图书馆资源利用讲座,帮助学生增强情报信息意识,培养学生的文献情报意识和检索技能,使学生熟悉图书馆并充分利用图书馆的文献资源,提高他们的自学能力和独立研究问题的能力。用户教育使读者不仅能在图书文献资料中获得知识,受到启迪教育,增加工作技能,而且能在信息的使用中培养良好的信息素质,在读书学习中得到有益的文化滋养,提高文化品位,增加文化底蕴,丰富精神生活。

5. 其他服务

图书馆还提供其他服务项目,如文献复制服务、缩微文献服务、图文扫描、视听服务以及开放电子阅览室等。

第二节 图书馆文献资源利用

一、图书馆文献资源类型

图书馆文献资源是根据图书馆的性质、任务、读者范围与需求,按照一定的标准,精心采集、整理、加工、保存,以提供读者利用的出版物总和。图书馆文献资源是一个复杂的集合概念,是由许多不同出版形式、不同类型和一定数量的文献组成的一个有机整体。各种出版物、专业数据库和网络信息成为图书馆文献资源的重要组成部分。

(一)印刷型文献资源

印刷型文献是指文献信息是以纸质材料为载体,以印刷为手段记录文字信息内容的文献类型。它是一种传统的文献类型,目前仍是出版物的主要形式,也是大多数图书馆收藏文献的主要类型。其优点是使用方便,便于携带;缺点是体积大,占用空间多,识别和收集难以实现机械化、自动化,整理存储需花费较大的人力和物力。印刷型文献包括图书、期刊、报纸、资料等。

1. 图书

图书是正式出版并具有一定篇幅的非连续出版物。图书在印刷媒介中历史最为久远,是文献信息的主要传播媒体,也是图书馆收藏的主要出版物。图书结构严谨,层次分明,内容比较系统、全面、成熟、可靠,但由于出版周期较长,传递信息速度较慢,因此其时效性欠佳。图书主要有以下三种类型。

(1)专著:指针对某一专门题目分章节做出系统深入全面叙述的一种著作,是著者对某一学术领域的独到见解。如我国传统医学四大经典著作《黄帝内经》《伤寒论》《金匮要略》《温病条辨》。

(2)教科书:也称教材,是指按照教学大纲的要求编写的教学用书。按使用对象可分为小学教科书、中学教科书和高等学校教科书。高等学校教科书内容较为专深,有较高的学术参考价值,常受到各类图书馆的重视。

(3)参考工具书:指汇集某一范围知识资料、按特定方式编排,供人们学习参考使用的综合性书籍。它主要包括年鉴、辞典、百科全书、手册、名录、图谱等。

2. 期刊

期刊(又称杂志)是一种定期或不定期的连续出版物。期刊的内容新颖,出版周期短,论文发表周期快,信息量大,能及时反映世界科技先进水平。医学期刊是以医学和与医学相关学科为内容的情报载体,汇集着医学工作者的临床经验和工作成果,反映了医药学的进展及水平,是医药学研究的重要情报来源。

医学类检索工具刊,中文常见的有《中文科技资料目录:医药卫生》《中文科技资料目录:中草药》《中国医学文摘》《中国生物医学文摘》《中国药学文摘》《全国报刊索引》;外文常见的有 *Chemical Abstracts*(CA)、*Biological Abstracts*(BA)、*Index Medicus*(IM)、*Excerpta Medica*(EM)、*Science Citation Index*(SCI)等。

3. 报纸

报纸是有固定名称,以刊登各类消息为主的出版周期较短的定期连续出版物。它具有内容新颖,报道速度快,出版发行量大,影响面宽等特点。

4. 资料

资料为不定期出版,多数具有连续性。资料收集渠道多通过交换和索取办法获得。资料主要有科技报告、会议文献、学位论文、标准文献、专利文献、产品资料、技术档案、政府出版物等。

(二)数字型文献资源

数字型文献资源(简称数字资源)是指一切以数字信息方式存在的文献资源。随着科学技术的不断发展,信息载体的需求不仅仅满足于单一的纸质载体,出现了将有知识性、思想性内容的信息编辑加工后存储在固定物理形态的磁、光、电等介质上的电子出版物,如电子图书、电子期刊、电子报纸、声像资料、学术文献数据库等。电子文献具有涵盖广泛、形式多样、信息丰富、种类齐全、检索便捷、利用方便等特点,与纸质文献资源互为补充,已成为高校教学科研所需资源的有力保障。

(三)网络文献资源

网络文献是指借助信息技术而存在于因特网上形式比较特殊的文献。网络文献作为一种新的信息载体,其形式多种多样,有文本型、声音型、图像型等。网络文献信息资源丰富,并实现了全球文献信息资源的共享和交流,这类文献资源已日益成为科研工作中不可忽视的重要信息源。查找网络文献的最好方法是利用网络资源指南及搜索引擎。

二、馆藏书刊排架与馆藏目录查询

在高等学校图书馆中,图书与期刊仍然是文献利用的两大主体。图书馆的书刊都是经过科学的组织和整理,井然有序地排列在书架上。只有了解并熟悉图书、期刊的分类及排架规则,才能快速准确地查找和利用图书及期刊。

（一）图书分类与排架

1. 图书分类法

图书分类是指按照一定的思想观点,根据图书内容的学科属性或其他特征,进行逻辑划分和系统排列组成的分类体系,以便把内容、类型相同的图书集中存放在一起,把内容相近的图书放于相邻位置。国际上比较著名的图书馆分类法有《杜威十进分类法》《国际十进分类法》《美国国会图书馆分类法》等。我国文献分类法主要有《中国人民大学图书馆图书分类法》《中国科学院图书分类法》《中国图书馆分类法》,其中以《中国图书馆分类法》使用最为普遍。

《中国图书馆分类法》(原称《中国图书馆图书分类法》)是中华人民共和国成立后编制出版的一部具有代表性的大型综合性分类法,是当今国内图书馆使用最广泛的分类法体系,简称《中图法》。《中图法》初版于 1975 年,2010 年出版了第五版。

《中图法》根据图书资料的特点,按照从总到分,从一般到具体的编制原则,确定分类体系,在五个基本部类的基础上,组成 22 个大类。《中图法》以字母和阿拉伯数字相结合的混合号码作为标记符号,采取层累制,以号码的位数反映类目的级别。五大基本部类为马克思列宁主义、毛泽东思想,哲学,社会科学,自然科学,综合性图书。22 个基本大类构成分类表的第一级类目,如下所示。

A 马克思主义、列宁主义、毛泽东思想、邓小平理论

B 哲学、宗教

C 社会科学总论

D 政治、法律

E 军事

F 经济

G 文化、科学、教育、体育

H 语言、文字

I 文学

J 艺术

K 历史、地理

N 自然科学总论

O 数理科学和化学

P 天文学、地球科学

Q 生物科学

R 医药、卫生

S 农业科学

T 工业技术

U 交通运输

V 航空、航天

X 环境科学、安全科学

Z 综合性图书

《中图法》由基本大类与由其直接展开的一、二类目形成类目表。如在"R 医药、卫生"这一级类目下又分出 17 个二级类目。

R 医药、卫生(17 个二级类目)

R1 预防医学、卫生学

R2 中国医学

R3 基础医学

R4 临床医学

R5 内科学

R6 外科学

R71 妇产科学

R72 儿科学

R73 肿瘤学

R74 神经病学与精神病学

R75 皮肤病学与性病学

R76 耳鼻咽喉科学

R77 眼科学

R78 口腔科学

R79 外国民族医学

R8 特种医学

R9 药学

类目按概念之间的逻辑隶属关系,逐级展开,划分出更专指、更具体的类目。

R73 肿瘤学

R73 – 3 肿瘤学实验研究

R730 一般性问题

R732 心血管肿瘤

R733 造血器及淋巴系肿瘤

R734 呼吸系肿瘤

R735 消化系肿瘤

R736 内分泌腺肿瘤

R737 泌尿生殖系肿瘤

R738 运动系肿瘤

R739.4 神经系肿瘤

R739.5 皮肤肿瘤

R739.6 耳鼻咽喉肿瘤

R739.7 眼肿瘤

R739.8 口腔、颌面部肿瘤

R739.9 其他部位肿瘤

为适应工业技术发展及该类文献的分类,对工业技术二级类目,采用双字母。如:TN 无线电电子学、电信技术,TP 自动化技术、计算技术。

2. 图书排架

图书馆藏书室采用的是分类排架,即根据图书的分类体系进行排架。图书馆的每本图书都标有该书的索书号,索书号是图书分类排架的符号,是由分类号和书次号组成。每一本图书在架上都有一个明确的位置,以方便取阅、归架和管理。图书排架一般先按分类号顺序排列,分类号相同,再按书次号顺序排列。架上书序排号自左向右由小至大,由上至下连接,书架与书架之间,呈"S"型迂回绕架连接。例如自动化技术、计算技术这一类图书的排序依次为:TP13,TP14,TP15,TP2,TP211,TP211.51,TP23,TP233,TP3……读者可根据图书的索书号准确地查找自己所需图书在书架上的位置。

(二)期刊分类与排架

期刊采用多种排架法,通常是用由两种以上的排架法组配而成的复合排架法排列。例如大多数图书馆按期刊的语种分开管理,中文期刊通常采用刊名的第一个字的汉语拼音顺序排列,西文期刊按刊名的首字母排列;有的图书馆按学科分类排架。过刊合订本的同一种期刊则按其出版年代顺序排架。

(三)馆藏目录查询

传统图书馆目录都是卡片式目录,是由许许多多目录卡按照一定的规则组织起来的,每张卡片反映着一种特定的图书资料。20 世纪 90 年代,随着图书馆现代化技术应用的普及,图书馆的"联机公共查询目录"(online public access catalogue,OPAC)逐渐取代了卡片式目录。全国各大高校图书馆、公共图书馆以及研究机构图书馆大都向公众开放了各自馆藏书目查询系统,通过因特网可以方便地进入图书馆的 OPAC 系统,获知图书馆的收藏信息,提高文献资源的利用率。OPAC 又可分为馆藏目录查询系统和联合目录查询系统。

1. 馆藏目录查询系统

图书馆馆藏目录是查询图书馆文献收藏情况的检索工具,是对图书馆馆藏资源(图书、期刊、音像资料、计算机光盘等)的简单描述。馆藏目录的检索途径一般有著者、分类、题名(书名和刊名)、关键词、主题词、ISBN(国际标准图书编号)、ISSN(国际标准连续出版物编号)、索书号等。馆藏目录的检索结果包括文献的书目信息、馆藏位置、流通情况、复本情况等。

我们以桂林医学院图书馆的馆藏目录检索系统查询图书《组织学与胚胎学》收藏情况为例进行说明。

其查询步骤如下:①首先,登录桂林医学院图书馆网站(http://tsg.glmc.edu.cn/),点击"书目查询",进入图书馆书目检索系统,该馆使用的是 ILASⅡ3.0 文献信息管理平台。②进入书目查询系统,系统提供书名、作者、分类号、国际标准图书编号(ISBN)、索书号、主题词、出版社、任意词八种检索途径,选择"书名"检索途径后,在检索输入框中输入

"组织学与胚胎学",选择检索"查询图书",然后点击检索按钮,如图 2 - 1 所示。③书目查询结果显示,该馆收藏书名为"组织学与胚胎学"的图书共有 172 种,并显示书名、作者、出版项、页码、价格、ISBN、索书号、详细信息等项目,如图 2 - 2 所示。④ 点击查询结果中高英茂主编《组织学与胚胎学》的"详细信息",便可进入该书的书目详细信息,显示本书的附注提要、目录等,如果本书有随书光盘还可点击下载,如图 2 - 3 所示。另外,还可了解到这本书的馆藏信息,如馆藏地点、馆藏状态、流通类型、复本情况等,如图 2 - 4 所示。

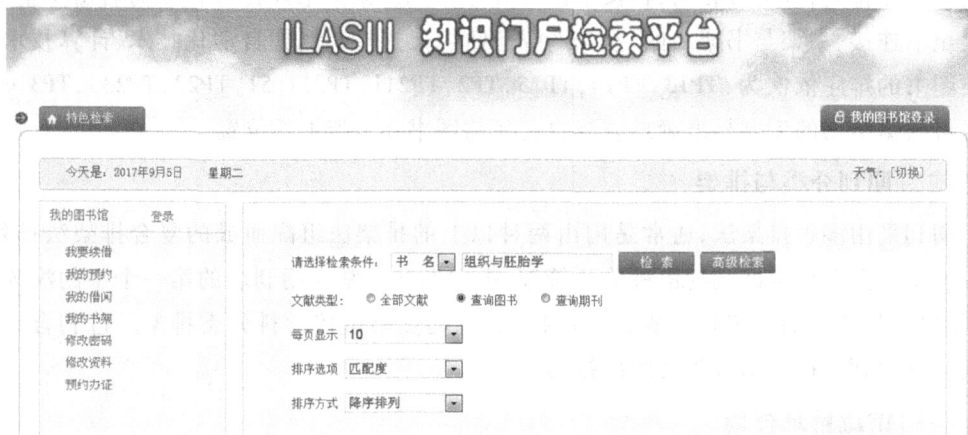

图 2 - 1 书目查询

图 2 - 2 书目查询结果

2. 联合目录查询系统

单个图书馆的人力、物力是有限的,不可能收集所有的文献。解决读者需求无限性和馆藏有限性的矛盾,有效的方法就是在图书馆间建立合作机制,实现资源共享。实现资源共享的前提是建立反映多个图书馆馆藏的联合书目,就是在一个共同的目录中反映多个图书馆的馆藏信息,通过联合目录查询,让读者和图书馆工作人员迅速查找哪些图书馆拥有自己需要的资源,在此基础上开展馆际互借,使读者获得更多、更全面的文献信息。

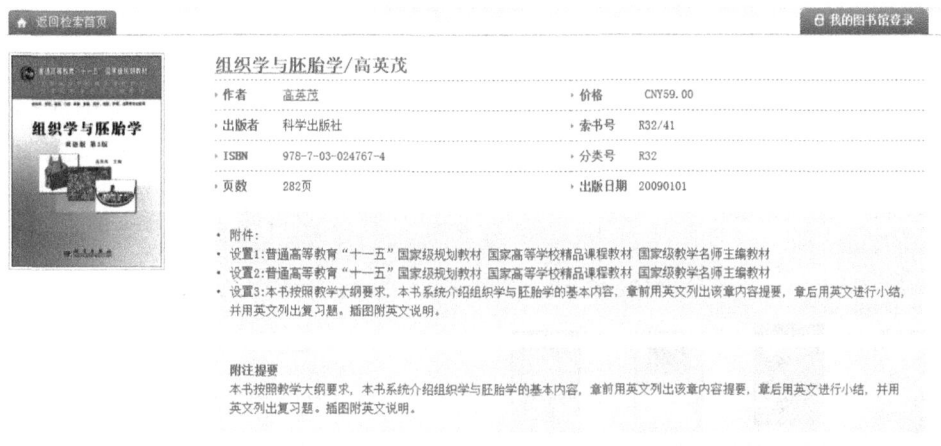

图 2-3　书目详细信息

馆藏信息

条码号	索书号	馆藏地点	馆藏状态	借出日期	还回日期	流通类型	预约处理	卷册说明
000252800	R32/41	东城自然科学书库	入藏			流通	预借	
000252801	R32/41	东城自然科学书库	入藏			流通	预借	
201501044	R32/41	临桂校区自然科学书库	入藏			流通	预借	
201501045	R32/41	临桂校区自然科学书库	入藏			流通	预借	
201501042	R32/41	临桂校区自然科学书库	入藏			流通	预借	
201501043	R32/41	临桂校区自然科学书库	入藏			流通	预借	

图 2-4　书目详细信息

联合目录包括全国联合目录、地区联合目录、联盟联合目录等多种形式和不同层次。如全球最大、美国大学普遍参与的联合 OCLC 联机目录系统 WorldCat 数据库(http://www.worldcat.org/),它包含了 OCLC 1 万多家成员图书馆的馆藏信息;我国联合目录 CALIS 联合公共目录、全国期刊联合目录、北京地区联合目录等。

以 CALIS 联合公共目录查询为例,CALIS 联合目录公共检索系统是中国高等教育文献保障系统(China Academic Library & Information System,CALIS),可以检索国内主要高校图书馆的馆藏。检索数据范围包括 CALIS 成员馆的中、西、日文所有文献数据。用户通过输入网址 http://opac.calis.edu.cn/opac/sinpleSearch.do,进入该系统检索界面,提供简单检索、高级检索、浏览检索三种检索方式。

(1)简单检索方式:可选择题名、责任者、主题、分类号、ISSN、ISBN 等检索点,输入检索词,点击"检索"按钮或直接回车即可查询,如图 2-5 所示。

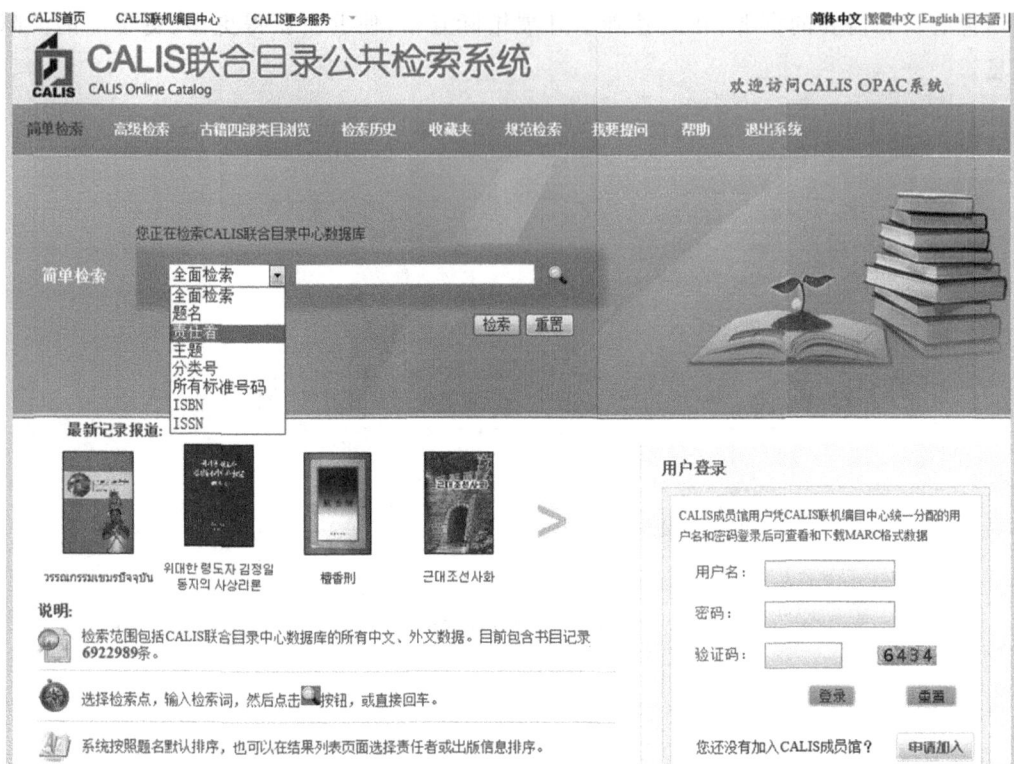

图 2-5　CALIS 联合目录公共检索系统简单检索

（2）高级检索方式：最多可输入三项检索词，默认逻辑运算方式为"与"，也可以在复选框中选择"或""非"，还可选择内容特征、出版时间、资源类型等多种限制性检索，如图 2-6 所示。

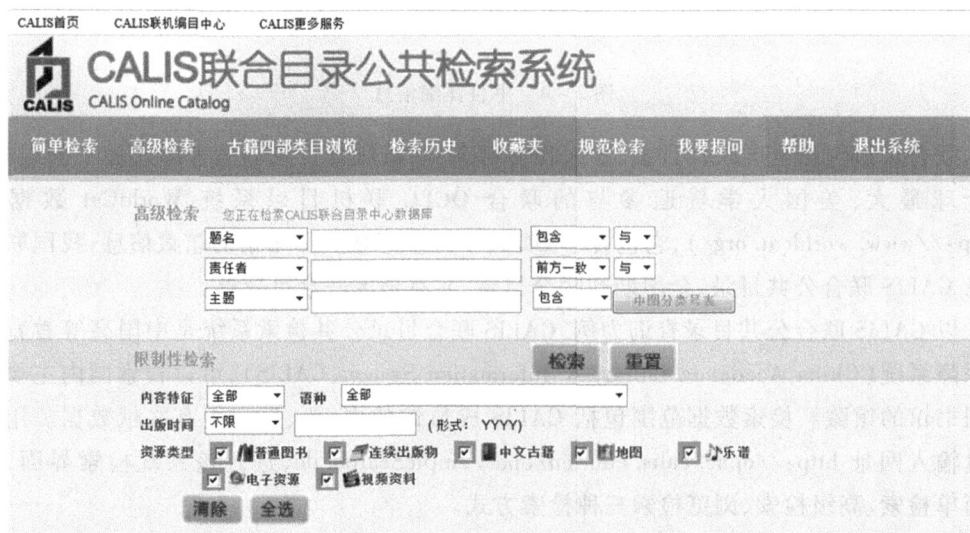

图 2-6　CALIS 联合目录公共检索系统高级检索

（3）古籍四部类目浏览：可通过选择浏览项和数据库，输入检索词，点击"浏览"，即可出现列表，再点击浏览项中的内容，将出现相应的结果集列表，如图2-7所示。

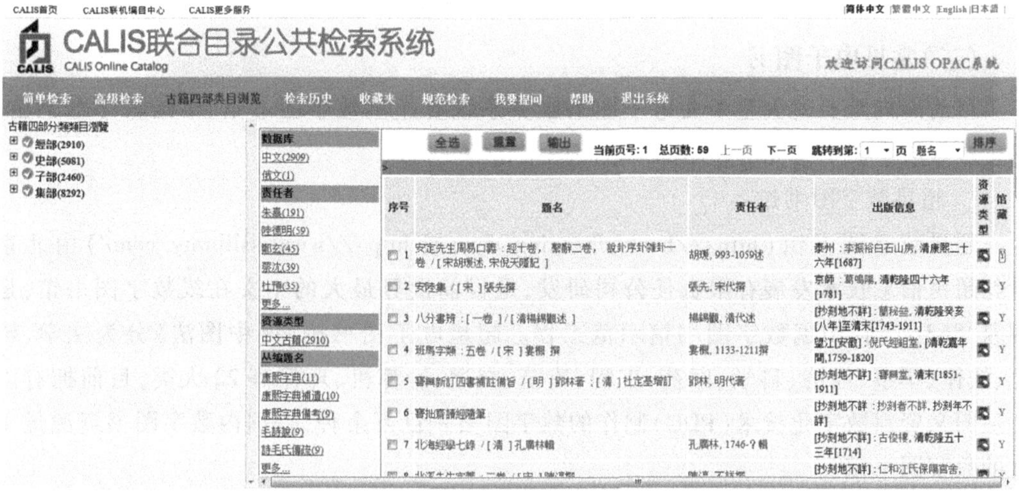

图2-7　CALIS联合目录公共检索系统浏览检索

（4）检索结果阅读及获取：检索结果显示页面中，点击馆藏列的"Y"，可显示书目的馆藏信息，了解到各个成员馆的收藏情况，CALIS馆际互借成员馆注册的用户可请求馆际互借，如图2-8所示。

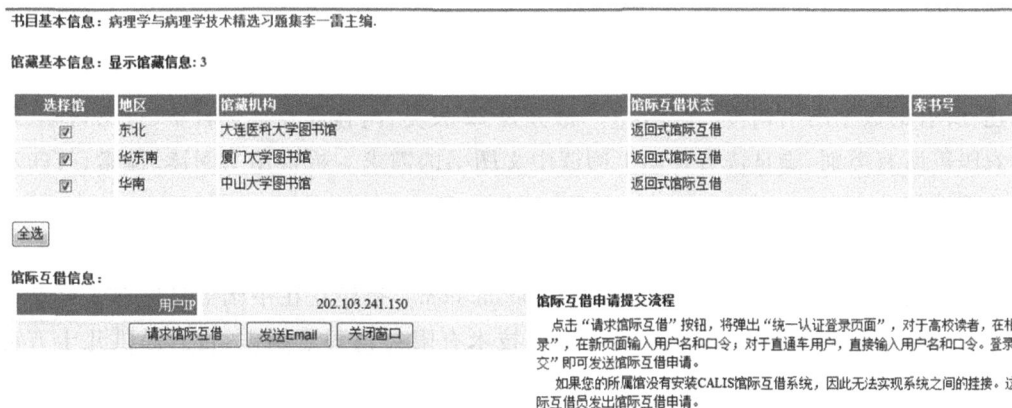

图2-8　CALIS联合目录公共检索系统馆藏信息显示

三、图书馆电子图书利用

电子图书（electronic book，E-Book）又称数字图书，是利用数字技术生产的电子出版物。电子图书是以电子文件的形式存储在各种磁或电子介质中，支持的格式有许多，包括TXT、HTML、DOC、HLP、PDF等，阅读时需要一定的设备和特定的应用软件。

(一)电子图书的特点

电子图书信息量丰富,便于携带,阅读方便,不需要办理借阅手续,不受时间、空间限制,随时都可以在网上阅读,电子图书可以无成本任意复制,便于传播、扩散和共享。

(二)常见电子图书

目前国内重要的大型中文电子图书服务系统有超星数字图书馆、中国数字图书馆、书生之家数字图书馆和方正 Apabi 数字图书馆等。

1. 超星数字图书馆

超星数字图书馆(http://book.chaoxing.com 或 http://www.sslibrary.com/)由北京世纪超星信息技术发展有限责任公司研发,是目前世界最大的中文在线数字图书馆,是国家"863 计划"中国数字图书馆示范工程。超星电子图书按照《中图法》分为文学、历史、法律、军事、经济、科学、医药、工程、建筑、交通、计算机、环保等 22 大类,目前拥有以超星图文资料数字化技术(PDG)制作的数字图书一百万余种,是国内数字图书资源最丰富的数字图书馆。

普通用户通过互联网可以部分免费阅读超星数字图书馆中的图书资料,凭超星读书卡可将数字图书下载到用户本地计算机上进行离线阅读。高校用户可以登录校园网,进入图书馆网站点击超星数字图书馆链接,即可打开超星数字图书馆镜像站点,进行搜索、阅读、下载和打印本馆购买的电子图书。超星数字图书馆提供分类浏览和书名、作者等字段检索功能,采用专用阅读软件超星阅读器(SSReader),用户安装阅读器后才能阅读电子图书。

2. 中国数字图书馆

中国数字图书馆(http://www.d-library.com.cn/)由中国数字图书馆有限责任公司创建,所有的数字图书均按《中图法》严格分为 22 大类,内容涉及社会科学、自然科学、理工农医等所有类别,满足读者在网上阅读中文图书的需求。提供图书阅读、检索、打印和下载等功能。

3. 书生之家数字图书馆

书生之家数字图书馆(http://edu.21dmedia.com)是建立在中国信息资源平台基础之上的综合性数字图书馆,由北京书生数字技术有限公司开发制作,目前提供几十万种电子图书全文在线阅读服务。图书内容涉及各学科领域,侧重教材教参与考试类、文学艺术类、经济金融与工商管理类图书。该图书馆电子图书设有四级目录导航,并提供强大的全文检索功能。用户登录书生之家数字图书馆镜像站点,即可进行在线阅读,或把图书借阅到本地阅读。可以按图书名称、出版机构、关键词、作者、丛书名称、ISBN、主题和提要等途径查阅图书;系统还提供了分类浏览、图书全文检索、组合检索和高级全文检索等多种检索方式。书生之家电子图书必须使用书生图书阅览器阅读和下载。

4. 方正 Apabi 数字图书馆

方正 Apabi 数字图书馆(http://www.apabi.cn)由北京方正阿帕比技术有限公司制作,每年新出版电子书超过 12 万种,涵盖了社会学、哲学、经济管理、文学、生物、军事等领域。提供分类浏览;可通过图书的书名、责任者、主题词/关键词、摘要、出版社、年份、全文等检索途径来检索图书;高级检索可将多个检索项组合检索。电子图书全文阅读使用方正 Apabi 数字图书阅读器,其具有阅读、下载、收藏等功能。如果用户不想借阅所需的图书,可以在线阅览;如果有用户所需的图书,也可以预约借阅或借阅。

5. 读秀知识库

读秀知识库(http://www.duxiu.com/)是超星公司的产品之一,由海量全文数据及元数据组成超大型数据库。将图书馆纸质图书、电子图书、期刊、报纸、学位论文、会议论文等各种学术资源整合于同一数据库中,收录 310 万种中文图书全文,590 万的图书书目,16.5 亿条知识全文。为读者提供图书的目录章节检索、部分全文试读、文献传递等多种功能。实现了各种异构资源在同一平台的统一检索,为读者学习、研究提供较为全面准确的学术资料和获取知识资源的捷径。

四、图书馆参考工具书利用

(一)参考工具书及其作用

"工欲善其事,必先利其器","器"指的就是工具。参考工具书是根据一定的社会需要,广泛汇集某一学科范围的知识信息,以特定的编排形式和检索方法,为人们迅速提供基本知识或资料线索,专供查阅的特定类型的图书。它包括词典、药典、百科全书、年鉴、手册、名录、图谱、指南等。我们在学习、工作和研究中都离不开工具书,参考工具书为我们指示读书门径、提供参考资料、掌握科研信息、解决疑难问题和节省时间精力,可以起到事半功倍的作用,提高学习和工作效率。

(二)参考工具书的类型

参考工具书的种类繁多,根据编排目的、收录内容和功能用途的不同,分为不同的类型。常见的类型如下。

1. 词典

词典(又称辞典)是汇集语言和事物名词等词语,解释词义、概念和用法,并按一定次序编排,以备查检的工具书。词典是一种常用的工具书,最大特点就是收词广泛、提示简要、编排科学、查检方便。例如《康熙字典》《辞源》《辞海》《汉语大字典》《新华字典》《英汉大词典》《医学词典》《中药大词典》和《协和医学词典》等。

另外,药典是一种用途特别的专业词典,是国家记载药品标准、规格的法典。如《中华人民共和国药典》《美国药典》等。

2. 百科全书

百科全书是汇集人类一切学科门类或某一学科门类全部知识的工具书。采用词典的形式编排,以概述为主,收录各科专门名词、术语,分列条目,详细解说,比较完备地介绍文化科学知识,所反映的知识,既有查考性,又有教育性。有综合性的百科全书,也有专科性的百科全书,例如《中国大百科全书》《不列颠百科全书》《美国百科全书》《苏联大百科全书》《世界大百科事典》《中国医学百科全书》和《工程技术百科全书》等。

百科全书在规模和内容上均超过其他类型的工具书,被誉为"工具书之王"。百科全书的主要作用是供人们查检必要的知识和事实资料,帮助人们便捷、系统地获得各种所需知识和资料,扩大视野。

3. 年鉴

年鉴是一种系统汇集一年内重要时事文献、学科进展与各项统计资料,按年度出版的资料性工具书。年鉴被称为"微型百科全书",既是各类动态性资料和实事、数据的综合性查考工具,也是编制百科全书类工具书的基本信息源。例如《中国百科年鉴》《不列颠百科年鉴》《中国统计年鉴》《中国教育年鉴》《中国医药年鉴》《中国药学年鉴》及《中国内科年鉴》等。

年鉴的主要作用是及时可靠地提供近期资料;指出事物的发生和发展过程和趋势;反映历史的发展沿革。

4. 手册

手册是简明扼要地概述某一学科或专业领域基本的既定知识和实用资料的工具书。它常以叙述和列表或图解方式来表述内容,并针对专业学科汇集经常需要查考的相关事实、数据、公式、符号、术语以及操作规程等专门化的具体资料。例如《化学物理学手册》《数学手册》《人体正常值手册》《医学实用数据手册》《临床生化检验诊断手册》《内科手册》和《常用药物手册》等。

手册具有信息密集、编排科学、内容及时和易于查检的特点,其直观、简洁,携带方便,查检方便、快捷,实用性强。

5. 名录

名录是一种系统收录组织机构、人名、地名的简要工具书。名录提供政府部门、学术团体或学术机构、工厂企业的名称和地址、概况,有时也提供机构、学术团体的宗旨、出版物和机构负责人等信息,按分类或字顺编排。例如《中国高等学校大全》《世界名人录》《医学国际名人录》《中国卫生系统通讯录》《中国图书馆名录》和《中国科研单位名录》等。

6. 图谱

图谱是以图像或表格形式记载和揭示事物的工具书。图谱的主要特点是直观形象和简明清晰。例如有《人体解剖彩色图谱(英汉对照)》《针灸穴位解剖图谱》《神经系统MR诊断图谱》《全国中草药汇编彩色图谱》《中国医史年表》和《外科手术图谱》等。

(三)网络参考工具书

网络参考工具书又称在线参考工具书或虚拟参考工具书。随着因特网的发展和普及,网上涌现出越来越多的各种类型的网络版参考工具书,它们具有信息量大,检索途径多、更新速度快、便于查询和使用等优点。如在线字典、词典、百科全书、年鉴、手册、图谱、机构名录和传记资料等。常用的网络参考工具书有:英汉在线词典(http://www. tigernt. com/dict. shtml)、英汉医学词典(http://www. didict. com)、维基百科(http://en. wikipedia. org/)、百度百科(http://baike. baidu. com/)、不列颠百科全书(https://www. britannica. com/)、美国内科年鉴网(http://annals. org/aim)、中国年鉴网(http://

www. yearbook. cn/)、默克诊疗手册(http://www. merck. com/)等。

五、文献保障与信息共享

任何一个图书馆,无论规模有多大,都不可能全面、完整地收藏各类文献来满足读者的需求。学校图书馆是文献信息中心,为学校教学和科研服务,为了更好地适应教学科研的需求,就必须加强文献资源建设,提高文献信息资源保障能力。文献保障系统,主要是指在自愿、平等、互惠的基础上,图书馆与图书馆之间或与其他相关机构之间加强合作,通过全国或地区图书馆文献信息资源共享网络建设,对文献资源的重点、范围、类型、时间和数量分布进行统筹规划、协调建设,使分散、无序的文献资源构成一个有机整体以充分保障各方对文献的需求,开展文献传递和馆际互借,实现资源共享和拓宽文献资源的获取渠道,从而提高整体信息资源保障能力和馆藏资源的利用率。

1. 中国高等教育文献保障系统(http://www. calis. edu. cn)

中国高等教育文献保障系统(CALIS)是经国务院批准的我国高等教育"211 工程""九五""十五"总体规划中三个公共服务体系之一。CALIS 的宗旨是把国家的投资、现代图书馆理念、先进的技术手段、高校丰富的文献资源和人力资源整合起来,建设以中国高等教育数字图书馆为核心的教育文献联合保障体系,实现信息资源共建、共知、共享,为高等院校教学、科研和重点学科建设提供高效率、全方位的文献信息保障与服务。CALIS 管理中心设在北京大学,下设了文理、工程、农学、医学四个全国文献信息服务中心,华东北、华东南、华中、华南、西北、西南、东北七个地区文献信息服务中心和一个东北地区国防文献信息服务中心。迄今参加 CALIS 项目建设和获取 CALIS 服务的成员馆已超过 500 家。开发了联机合作编目系统、文献传递与馆际互借系统、统一检索平台、资源注册与调度系统,形成了较为完整的 CALIS 文献信息服务网络。

2. 国家科技图书文献中心(http://www. nstl. gov. cn)

国家科技图书文献中心(National Science and Technology Library,NSTL)是根据国务院批示于 2000 年 6 月 12 日组建的一个虚拟的科技文献信息服务机构,成员单位包括中国科学院文献情报中心、工程技术图书馆、中国农业科学院图书馆、中国医学科学院图书馆等。负责科技文献信息资源共建共享工作的组织、协调与管理,按照"统一采购、规范加工、联合上网、资源共享"的原则,采集、收藏和开发理、工、农、医各学科领域的科技文献资源,面向全国开展科技文献信息服务。提供文献检索、原文传递、联机公共目录查询、期刊目次浏览和专家咨询等服务。

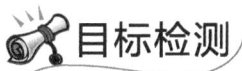

目标检测

1. 图书馆有哪些文献资源类型?

2. 图书馆提供哪些服务?

3. 馆藏目录的检索途径有哪些? 如何利用馆藏目录?

第三章　中文数据库检索

学习目标

【学习目的】学习常用中文医学数据库的检索方法与技巧,培养学生常用中文数据库的检索技能。

【知识要求】熟悉 CBM、CNKI、VIP、万方知识服务平台等常用中文数据库的概况及其检索界面;掌握常用中文数据库的检索方法及检索结果处理。

【能力要求】通过常用中文医学文献数据库检索方法与技巧的学习,能够懂得选用适当的检索工具、检索手段和检索方法,制订检索策略,整理、分析检索结果和获取原始文献。

第一节　中国生物医学文献数据库

一、概况

中国生物医学文献服务系统(SinoMed)是由中国医学科学院医学信息研究所开发研制的综合性医学文献检索服务平台。SinoMed 在中国生物医学文献数据库(CBM)的基础上开发研制而成,整合了中国生物医学文献数据库、中国医学科普文献数据库、北京协和医学院博硕学位论文库、西文生物医学文献数据库(WBM)、日文生物医学文献数据库、俄文生物医学文献数据库、英文会议文摘数据库、英文文集汇编文摘数据库等多种资源,是集检索、开放获取、个性化定题服务、全文传递服务于一体的生物医学中外文整合文献服务系统。该系统网址为 http://www.sinomed.ac.cn。

本节主要介绍中国生物医学文献数据库(CBM)。CBM 收录了 1978 年以来的 1800余种中国生物医学期刊,以及汇编、会议论文的文献题录 1000 余万篇,收录范围涉及基础医学、临床医学、预防医学、药学、中医学等生物医学的各个领域,全部记录均根据美国国立医学图书馆的《医学主题词表》(MeSH),以及中国中医科学院中医药信息研究所出版的《中国中医药学主题词表》进行主题标引,并根据《中国图书馆分类法·医学专业分类表》进行分类标引。年增文献 50 余万篇,每月更新。

二、检索方法

中国生物医学文献数据库,经过了 CBMDisc、CBMWin、CBMweb 几个不同的版本,发展到 SinoMed,检索界面也相应发生了变化,本节主要介绍 SinoMed CBM 的检索方法。

CBM 的主要检索功能有快速检索、高级检索、主题检索、分类检索、期刊检索、作者检索、机构检索、基金检索、引文检索、检索历史检索。

(一)快速检索

进入数据库后系统默认的检索途径为快速检索,如图 3-1 所示。

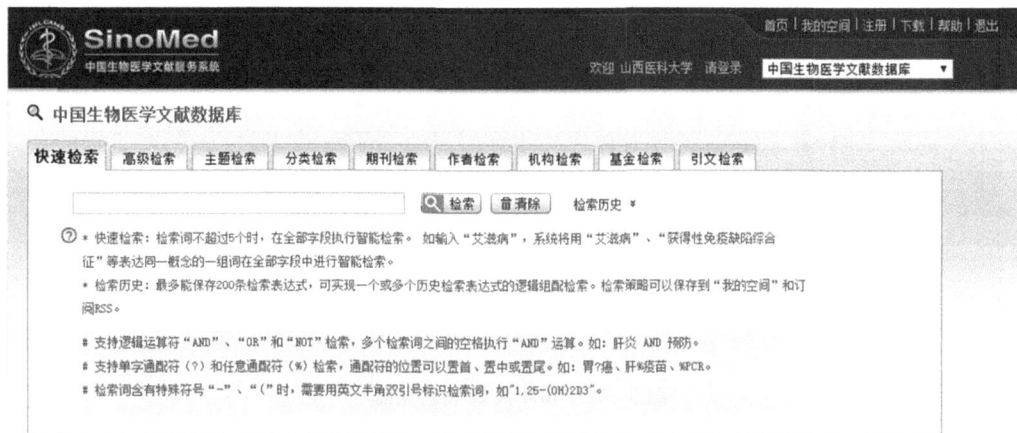

图 3-1 CBM 快速检索界面

在检索输入框中直接输入检索词,点击检索按钮,即可检索。检索词不超过 5 个时,在全部字段执行智能检索。

检索输入框中可输入的形式有如下。

(1)任意词或词组:当输入多个检索词时,中间用空格隔开,检索词之间默认为"and"运算符检索。

(2)字母、数字:如"AIDS""123"等。

(3)检索表达式:使用逻辑运算符"and""or""not"等连接检索词,如"冠心病 and 支架植入"。

(4)单字通配符"?"和任意通配符"%":单字通配符"?",替代一个字符,如输入"血?分析",可检索出含有血液分析、血气分析、血凝分析等文献。任意通配符"%",替代任意一个字符,如输入"纤维%镜",可检索出含有纤维胃镜、纤维结肠镜、纤维支气管镜、纤维鼻咽喉镜等文献。

(5)"-""(""",""等特殊符号:当检索词中含有特殊符号时,要使用半角双引号来标识检索词,表明这些特殊符号也是检索词的一部分,如"咪唑-4,5-二羧酸""ICAM1"。

(二)高级检索

1. 选择检索入口

CBM 检索入口提供常用字段、全部字段、中文标题、摘要、关键词、主题词、分类号、作者、刊名、出版年、基金等 18 个检索入口,如图 3-2 所示。

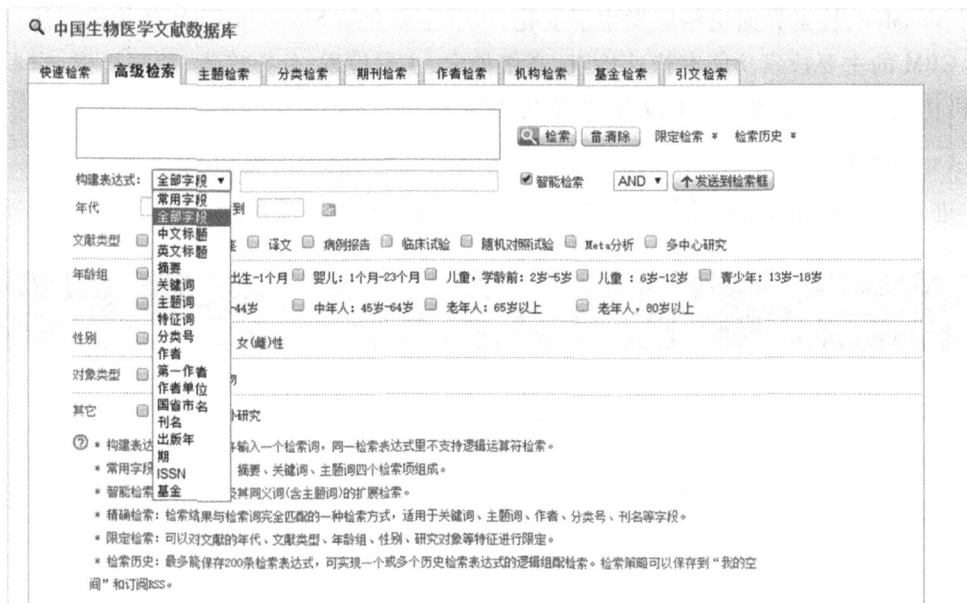

图 3 - 2　CBM 高级检索界面

（1）常用字段：系统默认检索字段，"常用字段"是指系统在中文标题、摘要、主题词、关键词四个字段中查找输入的检索词。

（2）全部字段：表示在所有可检索的字段中查找用户输入的检索词。

（3）特定字段：仅在某一指定字段内检索输入的检索词，如中文标题、作者、关键词、主题词、刊名等。

2. 构建检索表达式

高级检索支持多个检索入口、多个检索词之间的逻辑组配检索，方便用户构建复杂检索表达式。

3. 智能检索

智能检索功能，即能够自动实现检索词、检索词对应主题词及该主题词所含下位词的同步检索，但智能检索不支持逻辑组配检索。例如选择"常用字段"输入"艾滋病"，勾选"智能检索"后点击"检索"按钮，系统自动检出"中文标题""摘要""关键词""主题词"等字段中含"艾滋病""AIDS"和"获得性免疫缺陷综合征"的所有文献。

4. 精确检索与模糊检索

精确检索就是检索结果与检索词完全匹配的一种检索方式，适用于关键词、主题词、作者、分类号、刊名等字段。模糊检索，亦称包含检索，即命中文献字符串中包含输入的检索词。例如检索作者"马智"的文献，在不勾选"精确检索"的情况下可检出作者为"马智""马智明""马智荣"等的文献。

5. 限定检索

限定检索可以对文献的年代、文献类型、年龄组、性别、研究对象等特征进行限定检索。通过点击"限定检索"，系统将年代、文献类型、年龄组、性别、对象类型等常用限定条

件整合到一个表单中进行选择,提高检索效率,如图3-3所示。组内之间的选项关系为
"or",组外之间的选项关系为"and"。

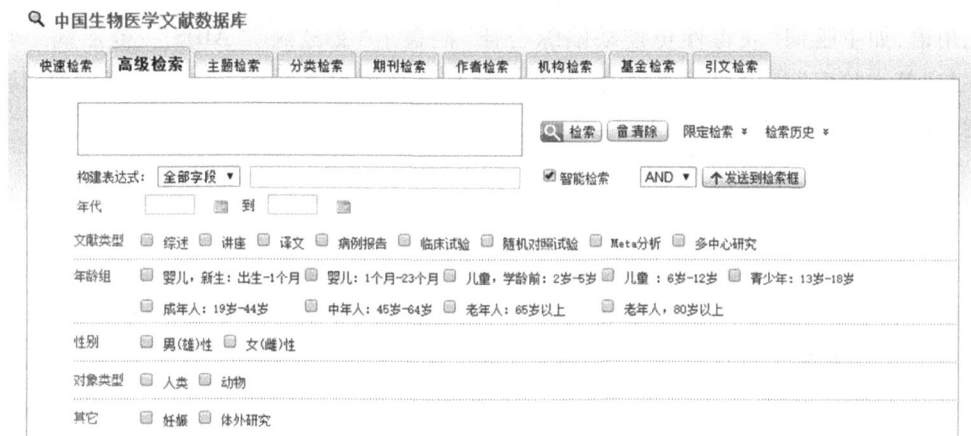

图3-3 CBM限定检索界面

限定检索可以在检索前设置限定条件,也可以在检索后设置限定条件,还可以根据
需要随时修改限定条件。在检索后设置限定条件,或对限定条件进行了修改,需点击"检
索条件"才能对当前检索条件执行新的限定检索。限定条件设置后一直有效,限定后检
索的每一步都是在限定条件下进行检索。若需取消限定,则点击"清除"。

6. 可检字段检索

本系统有30多个可检索字段,常用的字段标识符有标题、作者、地址、摘要、刊名、出
版年、文献类型、分类号、主题词和关键词等。

高级检索举例,例如检索发表在《中华肝胆外科杂志》上关于肝移植方面的文献,检
索步骤如下。

(1)第一步:在"高级检索"界面检索入口下拉菜单中选择"刊名"字段,在检索词输
入框输入"中华肝胆外科杂志",勾选"精确检索",然后点击"发送到检索框"按钮。

(2)第二步:检索入口下拉菜单中选择"常用字段",在检索词输入框输入"肝移
植",勾选"智能检索",并选择逻辑运算符"AND",再点击"发送到检索框"按钮,系统
会自动生成检索表达式:("中华肝胆外科杂志"[刊名])AND"肝移植"[常用字段:智
能],最后点击"检索"按钮,即检索到《中华肝胆外科杂志》上发表的有关肝移植的所
有文献。

7. 二次检索

二次检索是指在已有检索结果基础上再次输入检索词检索,逐步缩小检索范围。

(三)主题检索

CBM全部记录均根据美国国立医学图书馆的《医学主题词表》和中国中医科学院中
医药信息研究所出版的《中国中医药学主题词表》进行主题标引,使文献内容揭示更加全
面、准确。医学主题词表是对生物医学文献进行主题分析、标引和检索的权威性词表,其

作用是使医学文献的主题标引和检索达到一致。还可从同义词发现主题词,显示主题词之间的相互关系。

主题检索指采取规范化的主题词基于主题概念进行检索。主题词是自然语言的规范化用语,如主题词"获得性免疫缺陷综合征"涵盖了"艾滋病""AIDS""爱滋病"等词语。与"基本检索"相比,"主题检索"能有效提高查全率和查准率。在检索课题时,应尽可能采用规范化的主题词进行检索。

知识拓展

《医学主题词表》(Medical Subject Headings, MeSH)是美国国立医学图书馆编制的权威性主题词表。它是一部规范化的可扩充的动态性叙词表。美国国立医学图书馆以它作为生物医学文献标引的依据,编制《医学索引》(Index Medicus)及建立计算机文献联机检索系统 MEDLINE 数据库。MeSH 汇集约 18000 多个医学主题词,82 个副主题词。《医学主题词表》由两大部分构成。第一部分是按主题词字顺排列的"字顺表"(alphabetical list),第二部分是"树状结构表"(tree structures),又称"范畴表"。字顺表将全部主题词按字母顺序排列,每个主题词下都附有树状结构号,有些主题词下还有历史注释和参照系统。树状结构表将字顺表中的主题词按照每个词的词义范畴和学科属性,分别归入 15 个大类之中,多数大类又进一步细分多达 9 级。每一级类目用一组号码标明,级与级之间用"."号隔开。主题词上、下级之间采用逐级缩进格式表现主题词之间的隶属关系,每个主题词都有一个或两个以上的树状结构号,该号是联系字顺表和树状结构表的纽带。

1. 主题检索步骤

使用主题途径查找文献信息时,可以通过以下操作来实现。

(1)确定主题词:选择"中/英文主题词",在检索输入框输入完整检索词或片段,查找相关主题词,选择恰当主题词。也可通过"主题导航",浏览主题词树查找您需要的主题词。

(2)匹配副主题词:在选定主题词的注释信息显示界面,浏览相关主题词注释信息和树形结构,选择是否加权、是否扩展,添加相应副主题词后,点击"主题检索"即可完成主题检索。

2. 主题词

主题词是自然语言的规范化用语,如在中文主题词检索入口的检索输入框中输入"肝肿瘤",则会显示与"肝肿瘤"相关的中文主题词轮排表,如图 3-4 所示。词条中带有"见"字时,前面的词为主题词的款目词(同义词),后面的词为主题词。

点击"肝肿瘤"主题词,可浏览主题词注释信息,同时可显示该主题词树形结构,树形结构显示出主题词与主题词之间的纵向隶属关系,每一个树形结构的隶属侧重不同,通过树形结构可逐级查看某个主题词的上位词和下位词,如图 3-5 所示。

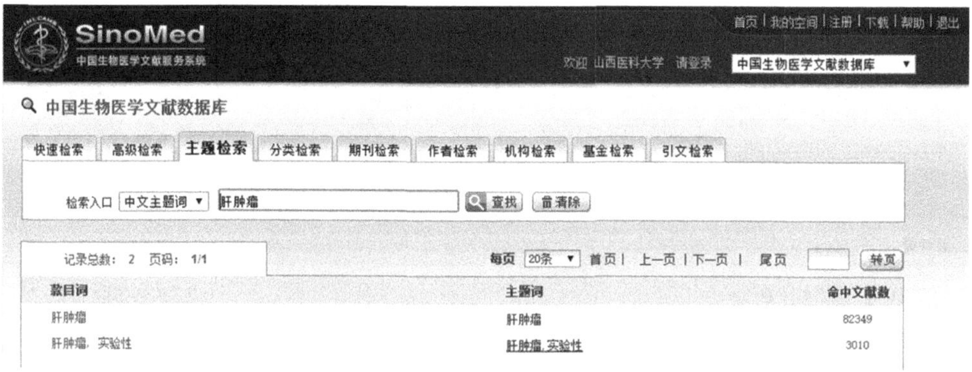

图 3 - 4　CBM 主题词轮排表

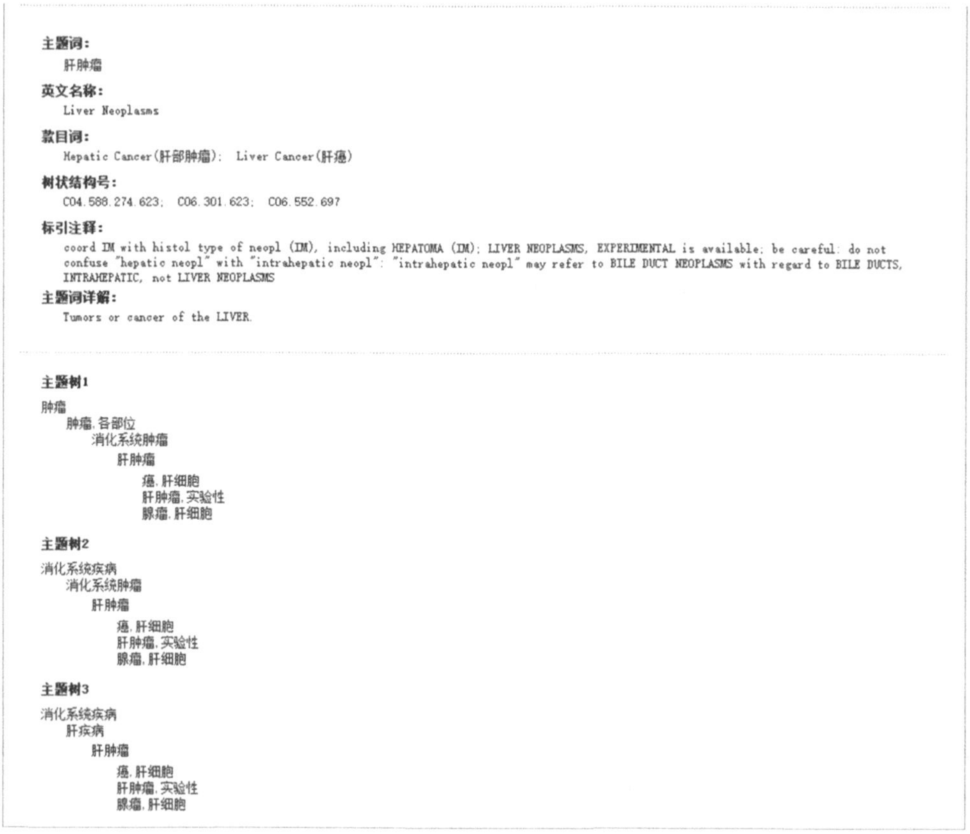

图 3 - 5　CBM 主题词树形结构

3. 副主题词

副主题词用于对主题词的某一特定方面加以限定,强调主题概念的某些专指方面,如图 3 - 6 所示。如"肝肿瘤/病因学"表明检索的文献并非讨论肝肿瘤的所有方面,而是讨论肝肿瘤的病因。点击某个副主题词时,则显示该副主题词注释,注释内容包括副主题词、英文名称、标引注释。可根据注释选择是否进行该副主题词与主题词的组配检索。

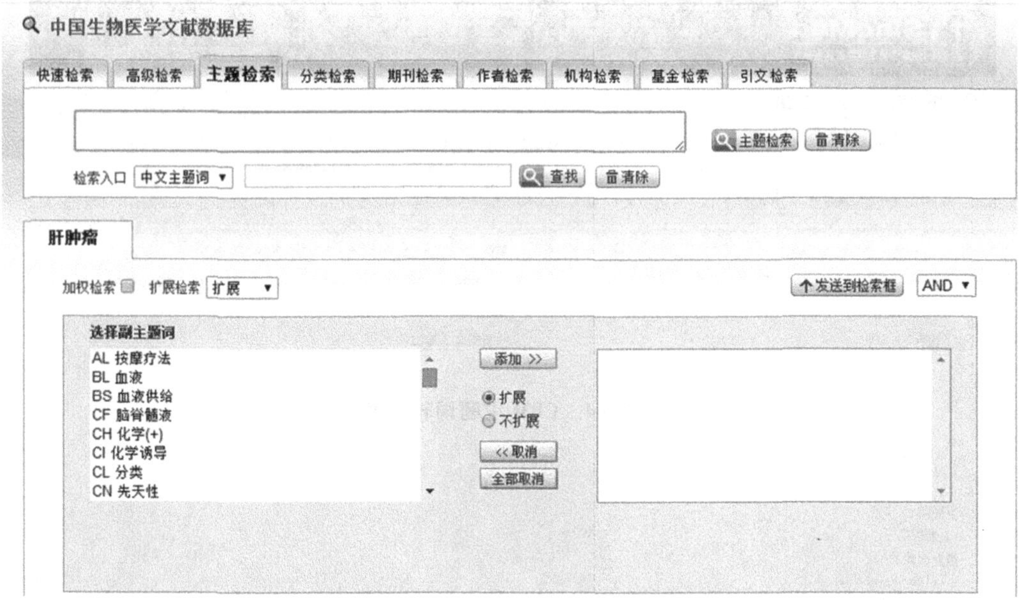

图 3 - 6　CBM 副主题词选择界面

4. 加权检索和扩展检索

(1)加权检索:表示仅对加"＊"主题词(主要概念主题词)进行检索。非加权检索,表示对加"＊"和非加"＊"主题词(非主要概念主题词)均进行检索。

(2)扩展检索:主题词和副主题词均可进行扩展或不扩展检索。主题词扩展检索表示对该主题词及其下位主题词进行检索,不扩展表示只检索该主题词,也可选择某个树形结构进行扩展检索。副主题词扩展检索表示对该副主题词及其下位副主题词进行检索。如选择副主题词"治疗",系统自动对"治疗"的所有下位副主题词(膳食疗法、药物疗法、康复、外科学、按摩疗法等)进行检索。

(四)分类检索

CBM 收录的记录根据《中国图书馆分类法·医学专业分类表》进行分类标引。分类检索,即从文献所属的学科角度,利用分类号进行检索,可提高族性检索。查找某学科主题文献时,可以通过两种方式实现:①在类名、类号输入框输入学科类名或类号来实现;②通过分类导航逐级展开来实现。

1. 快速查找

(1)分类检索界面:在 CBM 主界面点击"分类检索"按钮,即进入分类检索界面。

(2)分类名和分类号检索:选择检索入口"类名"或"类号",在输入框输入学科类名或类号,点击"查找"按钮,系统显示分类名—分类号列表以供选择。例如选择"类名"检索字段并输入检索词"龋齿",系统显示与龋齿相关的分类名和分类号,如图3-7所示。

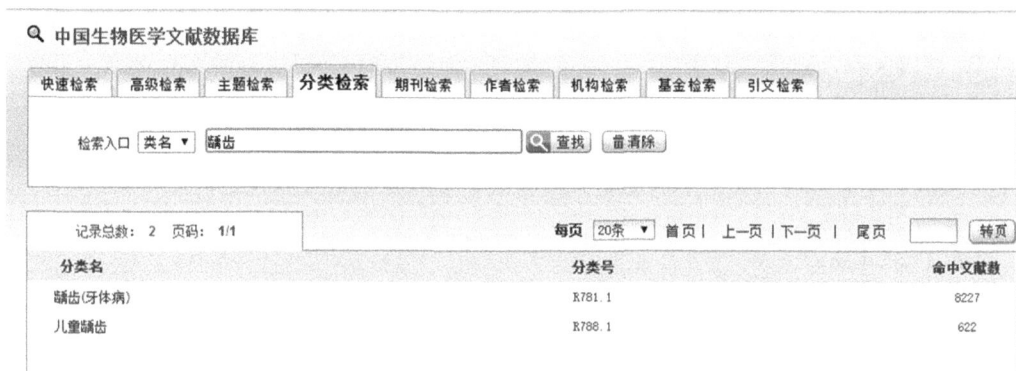

图 3 - 7　CBM 分类检索分类名—分类号列表

（3）扩展检索和复分组配检索：从系统显示的命中分类名或分类号列表中选择适合的分类名或分类号，根据需要，选择是否扩展检索，对于可复分的类号，选择复分组配检索（可选择多个复分号），最后点击"分类检索"按钮，即完成分类检索，如图 3 - 8 所示。

图 3 - 8　CBM 分类检索的选择扩展和复分号界面

2. 分类导航

（1）分类导航逐级浏览：点击分类导航分类树分类号前面的"＋"逐级展开，直至找到所需要查找的分类号或分类名，如图 3 - 9 所示。

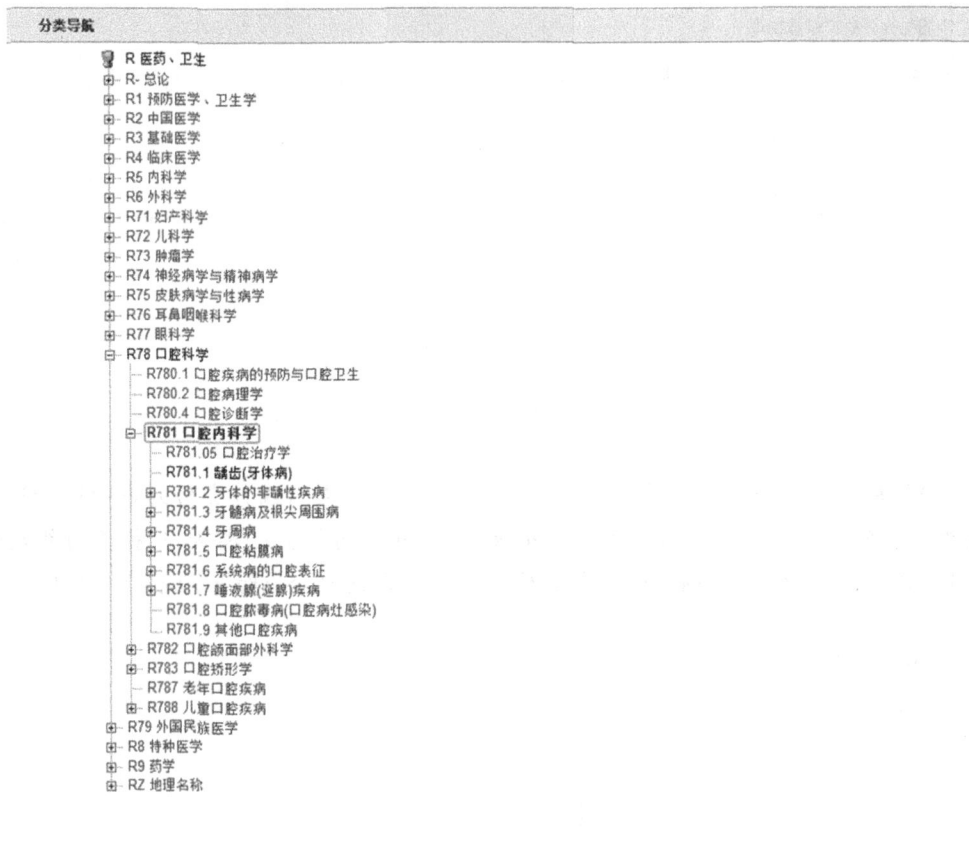

分类导航

- R 医药、卫生
- R- 总论
- R1 预防医学、卫生学
- R2 中国医学
- R3 基础医学
- R4 临床医学
- R5 内科学
- R6 外科学
- R71 妇产科学
- R72 儿科学
- R73 肿瘤学
- R74 神经病学与精神病学
- R75 皮肤病学与性病学
- R76 耳鼻咽喉科学
- R77 眼科学
- R78 口腔科学
  - R780.1 口腔疾病的预防与口腔卫生
  - R780.2 口腔病理学
  - R780.4 口腔诊断学
  - R781 口腔内科学
    - R781.05 口腔治疗学
    - R781.1 龋齿(牙体病)
    - R781.2 牙体的非龋性疾病
    - R781.3 牙髓病及根尖周围病
    - R781.4 牙周病
    - R781.5 口腔粘膜病
    - R781.6 系统病的口腔表征
    - R781.7 唾液腺(涎腺)疾病
    - R781.8 口腔脓毒病(口腔病灶感染)
    - R781.9 其他口腔疾病
  - R782 口腔颌面部外科学
  - R783 口腔矫形学
  - R787 老年口腔疾病
  - R788 儿童口腔疾病
- R79 外国民族医学
- R8 特种医学
- R9 药学
- RZ 地理名称

图 3-9　CBM 分类导航

（2）扩展检索和复分组配检索：点击进入需检索的分类号或分类名，根据需要，选择是否扩展检索；对于可复分的类号，选择复分组配检索（可选择多个复分号），最后点击"分类检索"按钮即可进行文献查找。

（五）期刊检索

通过期刊检索，可查找我们关注的某种或某几种期刊上发表的关于某课题或领域方面的文献，可通过快速查找和期刊分类导航来实现。

1. 快速查找

（1）可检字段：在"期刊检索"界面的检索入口下拉列表中可供选择的检索入口有刊名、出版地、出版单位、期刊主题词、ISSN。选择相应的入口，在检索输入框输入对应的检索词，点击"查找"按钮，即可查找期刊。

（2）单刊检索：点击所需期刊名称，系统会显示该期刊信息详细列表，可以了解期刊的学科主题信息、出版频率、编辑部联系方式等。在本刊中还可以指定年、卷期进行浏览，也可以输入需要检索的内容后在指定的年卷期中查找浏览具体文献。

2. 期刊分类导航

通过"期刊分类导航"或"首字母导航"逐级查找浏览期刊，如图 3-10 所示。

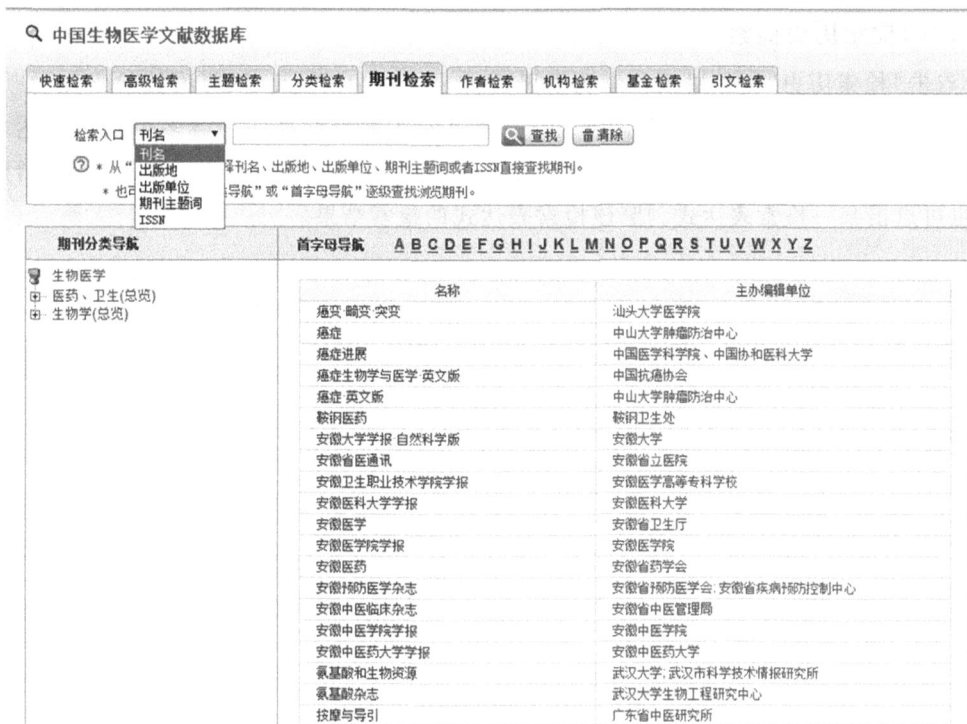

图 3 - 10　CBM 期刊检索界面

（1）分类导航：点击期刊分类前的"＋"，显示具体的期刊分类，点击类名，即在右侧显示此类期刊的名称。点击期刊名称，即进入期刊文献检索界面。

（2）首字母导航：点击"首字母导航"旁的字母，界面右侧显示相应字母为首的期刊的名称，点击期刊名称，即进入期刊文献检索界面。

（六）作者检索

作者检索能全面准确地检索到某研究人员在某一学科领域的研究情况及发表的文献，步骤如下：①作者姓名输入，如需限定为第一作者，勾选"第一作者"。②作者勾选，从系统显示的命中作者列表中选择对其论文感兴趣的作者。③作者机构勾选，从系统显示的作者机构列表中选择感兴趣作者所在机构，能够比较有效地解决"同名著者""同构异名"问题，提高查准率与查全率。

（七）机构、基金及引文检索

机构检索、基金检索、引文检索是 CBM 新增的功能。机构检索可以了解指定机构及作为第一机构时论文发表情况和被引用情况。可通过输入机构名称直接查找机构，也可通过分类导航逐级查找所需机构。基金检索能对各项基金的发文情况和资助研究概况进行统计分析。可通过输入基金名称或者基金项目（"项目名称"或"项目编号"）直接查找基金，也可通过分类导航逐级查找浏览。引文检索支持从被引文献题名、主题、作者/第一作者、出处、机构/第一机构、资助基金等途径查找引文，了解文献在生物医学领域的引用情况。可实现一个或多个历史检索表达式的逻辑组配检索。

（八）检索历史检索

点击"检索历史"按钮进入检索历史界面，如图 3 - 11 所示。该界面按检索先后顺序显示命中文献数、检索表达式及检索时间。通过勾选序号选择一个或多个检索表达式，并选择相应的"AND""OR""NOT"逻辑运算符按钮以组成恰当的检索策略进一步进行检索；也可点击某一检索表达式浏览该检索表达式的检索结果。

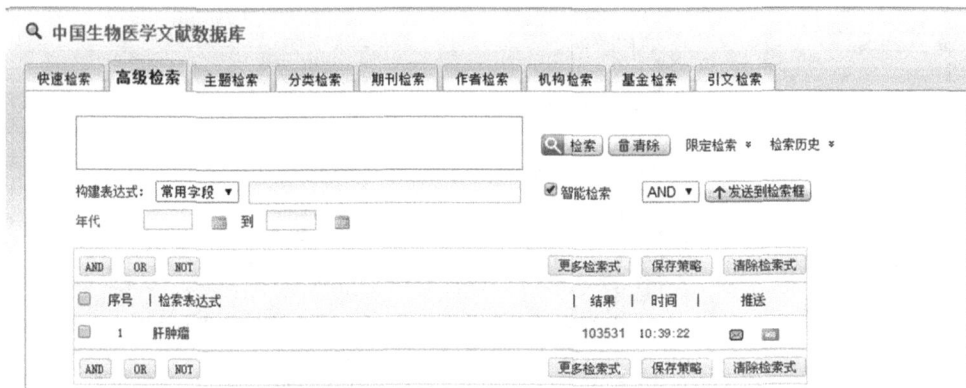

图 3 - 11　CBM 检索历史界面

三、检索结果处理

（一）检索结果的显示与输出

依据文献相关特征，采用导卡形式直接对检索结果进行分组呈现。在检索结果显示页面可通过点击"题录""文摘"修改显示格式，也可通过下拉菜单修改"每页显示"选择显示条数，还可通过"排序方式"选择"入库""年代""作者""期刊"和"相关度"五种方式排序检索结果。CBM 并对检索结果进行了详细分类，分别为核心期刊、中华医学会期刊、循证文献，可直接浏览本专业领域的有重要价值的权威文献。检索结果页面右侧，结果聚类按照主题、学科、期刊、作者、时间和地区六个维度对检索结果进行了统计，可点击每个维度的下拉菜单的统计结果数量在检索结果页面中展示所需内容。另外点击"统计"按钮，系统还通过统计图来展示限定检索后的详细内容，并提供保存或打印功能。在检索结果页面可根据需要，点击结果输出，选择输出方式、输出范围、保存格式。

（二）相关链接检索

在检索结果中，系统提供作者、基金、出处、关键词、主题词、特征词、主题相关等链接检索功能。在浏览检索结果的过程中，若希望对某一作者的研究领域全面了解，或是对某个基金资助情况感兴趣，亦或对某一主题进行深入学习，以进一步扩展自己的研究或检索思路，可以通过点击相应的链接来实现。

（三）原文索取

系统提供原文传递服务，点击检索结果标题下方的"原文索取"，即转入协和医学文献传递服务系统。

（四）个性化服务

个性化服务提供独立个人空间,保存有价值的检索策略,跟踪领域最新发展;储存感兴趣的检索结果,按个人习惯进行组织和再利用。同时提供主动推送及短信、邮件等信息提醒服务。

第二节 中国知网

一、概况

中国知识基础设施工程(China National Knowledge Infrastructure,CNKI)是以实现全社会知识信息资源共享为目标的国家信息化重点工程,由清华大学发起,同方知网产业集团承担建设,被国家科技部等五部委确定为"国家级重点新产品重中之重"项目。CNKI 于 1995 年立项,采用自主开发并具有国际领先水平的数字图书馆技术,深度集成整合了期刊、博硕士论文、会议、报纸、年鉴、工具书等各种文献资源,并以"中国知网"知识发现网络平台(简称 KDN),为全社会知识资源高效共享提供最丰富的知识信息资源和最有效的知识传播与数字化学习服务。

登陆 http://www.cnki.net 可进入中国知网的首页。该平台有《中国学术期刊(网络版)、中国学术辑刊全文数据库、中国博士学位论文全文数据库、中国优秀硕士学位论文全文数据库、中国重要会议论文全文数据库、中国重要报纸全文数据库等资源,覆盖理工、社会科学、电子信息技术、农业、医学等广泛学科范围。该平台可实现多数据库之间跨库检索。

二、检索方法

"中国知网"知识发现网络平台集题录、文摘、全文文献信息于一体,实现一站式文献信息检索。该平台有众多检索入口,提供一框式检索、高级检索、出版物检索,还具有计量可视化分析、指数、文献导出、知网节特色功能,如图 3 - 12 所示。

（一）一框式检索

1. 输入检索词直接检索

在检索框中直接输入检索词,点击检索按钮进行检索。一框式检索可实现跨库检索,跨库文献资源有期刊、博硕士、会议、报纸、外文文献、年鉴、专利和标准等。也可通过选择数据库进行检索,平台默认为文献(文献为跨库检索包括期刊、博硕士、会议、报纸和年鉴)。还可在检索结果页面选择检索字段,在检索框中直接输入检索词,点击"结果中检索"按钮进行二次检索。

2. 数据库切换直接检索

选择字段以及输入检索词,切换数据库则直接检索。

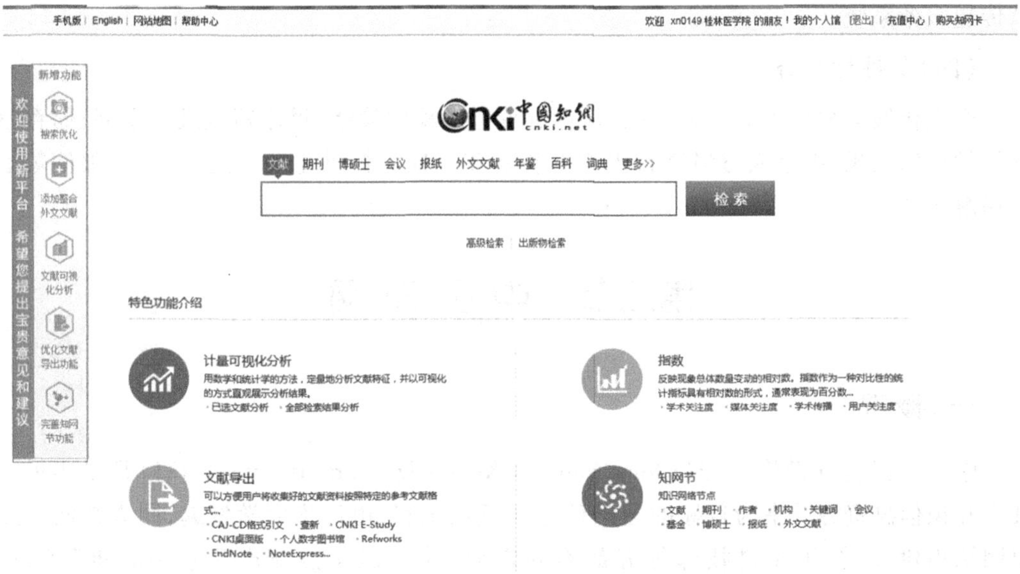

图 3 - 12　KDN 检索界面

3. 文献分类浏览检索

文献分类浏览检索,提供以鼠标滑动显示的方式在检索结果页面进行展开,包括分组浏览(按学科、发表年度、研究层次、作者、机构、基金)、资源类型浏览(期刊、硕士、博士、报纸、国内会议、国际会议等)、文献来源、关键词、文献类型、相关资源、检索历史等均可实现浏览检索。

4. 智能提示检索

当输入检索词时,系统会根据您输出的词,自动提示相关的词,通过鼠标(键盘)选中提示词,鼠标点击检索按钮(或者点击提示词,或者直接回车),即可实现相关检索。

(二)高级检索

高级检索可以进行简单检索,也适合较复杂的检索需求。高级检索界面可选择高级检索、专业检索、作者发文检索、一框式检索入口,默认为高级检索界面,同时具有多种功能,如简单检索、多项单词逻辑组合检索、词频控制、同义词扩展等。

1. 高级检索

(1)文献分类目录导航:在高级检索界面左侧文献分类目录检索导航选择所需查询专辑范围。点击"全选",则每个专辑都被选择;点击"清除",清空所选。各专题细分类目级别不同,可以逐级点击进行更小范围的主题限定检索;或层层点击类目名称,可层层展开显示各层类目名称和类级,并直接导出末级类目下的全部文献。以医药卫生科技为例,如果选择医药卫生科技中的外科学专题,外科学下又分有外科学总论、外科学基础、外科手术学、创伤外科学、外科学各论、骨科学、整形外科学等专题,当选择外科学总论,即可导出与其相关的文献,如图 3 - 13 所示。

图 3 - 13　KDN 高级检索分类导航界面

（2）多项双词逻辑组合检索：多项是指可选择多个检索项，通过点击"逻辑"下方的"＋"增加逻辑检索行，点击"－"减少逻辑检索行；双词是指一个检索项中可输入两个检索词（分别在两个输入框中输入）；逻辑是指每一检索项之间及每个检索项中的两个检索词之间可使用逻辑"与"、逻辑"或"、逻辑"非"进行组合。输入检索条件中，检索项下拉菜单中有主题、篇名、关键词、摘要、全文、参考文献、中图分类号、作者等选项，根据检索需要，选择适合的检索项。还以选择发表时间、文献来源、支持基金进行组合检索，同时提供了精确和模糊的选项，中英文扩展和同义词扩展选项，以查找更多更全的文献，满足复合检索需求。如图 3 - 14 所示。

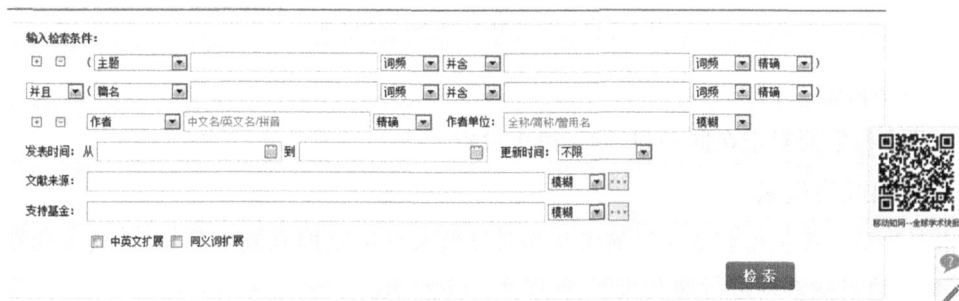

图 3 - 14　KDN 多项逻辑组合检索界面

2. 专业检索

专业检索比高级检索功能更强大，但需要检索人员根据系统的检索语法编制检索式进行检索，如图 3 - 15 所示，其适用于熟练掌握检索技术的专业检索人员。

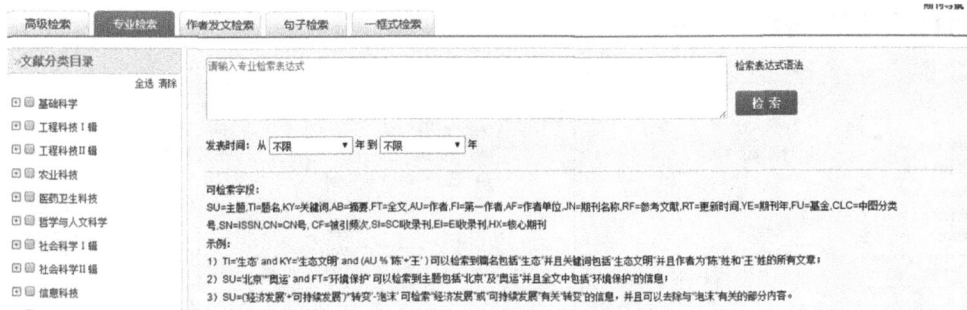

图 3-15　KDN 专业检索界面

可用下列可检索字段构造检索表达式:SU = 主题,TI = 题名,KY = 关键词,AB = 摘要,FT = 全文,AU = 作者,FI = 第一责任人,AF = 机构,JN = 文献来源,RF = 参考文献,YE = 年,FU = 基金,CLC = 中图分类号,SN = ISSN,CN = 统一刊号,IB = ISBN,CF = 被引频次。在检索过程中,逻辑算符"and""or""not"按照从左到右的顺序运算,可以用"( )"改变运算次序。例如检索桂林医学院梅铭惠发表的文章,其检索式为:AU = 梅铭惠 and AF% 桂林医学院。

3. 作者发文检索

在检索框中输入作者、第一作者及作者单位即可检索到相应作者的文献,如图 3-16 所示。

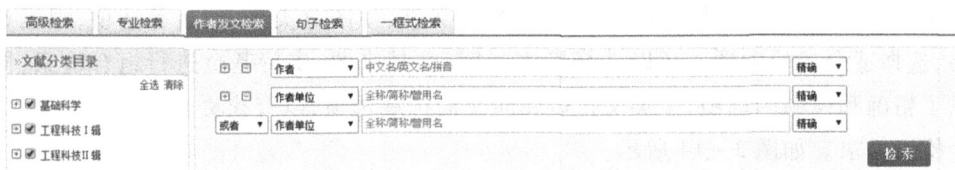

图 3-16　KDN 作者发文检索界面

4. 句子检索

将两个检索词限定在同一句、同一段中检索。

(三)出版物检索

出版物检索提供出版来源导航可从学科导航直接浏览期刊基本信息,按期查找期刊文章,或者通过检索词进行期刊检索,如图 3-17 所示。

出版来源导航主要包括期刊、学位授予单位、会议、报纸、年鉴和工具书的导航系统。每个导航体系根据各自独有的特色设置不同的导航系统,可在出版来源导航下拉菜单中进行选择。导航内容基本覆盖自然科学、工程技术、农业、哲学、医学、人文社会科学等各个领域,囊括了基础研究、工程技术、行业指导、党政工作、文化生活、科学普及等各种层次。

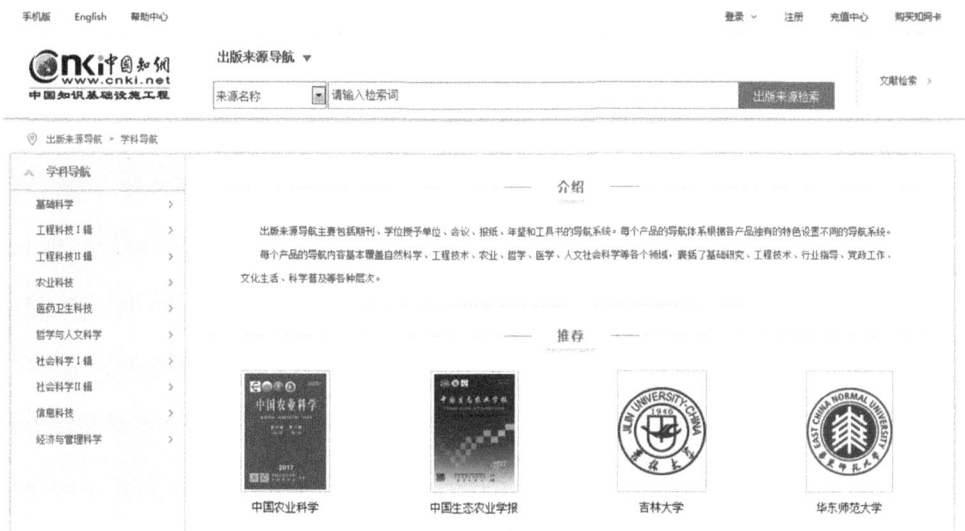

图 3-17 KDN 出版来源导航检索界面

以期刊学科导航检索举例,学科导航是按照期刊内容知识进行分类,分为 10 个专辑,176 个专栏。如选择专辑"信息科技"中的"图书情报与数字图书馆"专栏,则会显示出该专栏 55 种期刊,该页面中可以选择列表方式和详情方式显示期刊;或选择按期刊复合影响因子、综合影响因子、被引次数、最新更新显示期刊;也可选择刊名、ISSN、CN、主办单位中的其中一项,输入检索词进行检索,如图 3-18 所示。选择其中的期刊"大学图书馆学报",既可浏览该期刊的详细信息,又可通过刊期浏览文献或本刊检索文献,如图 3-19 所示。

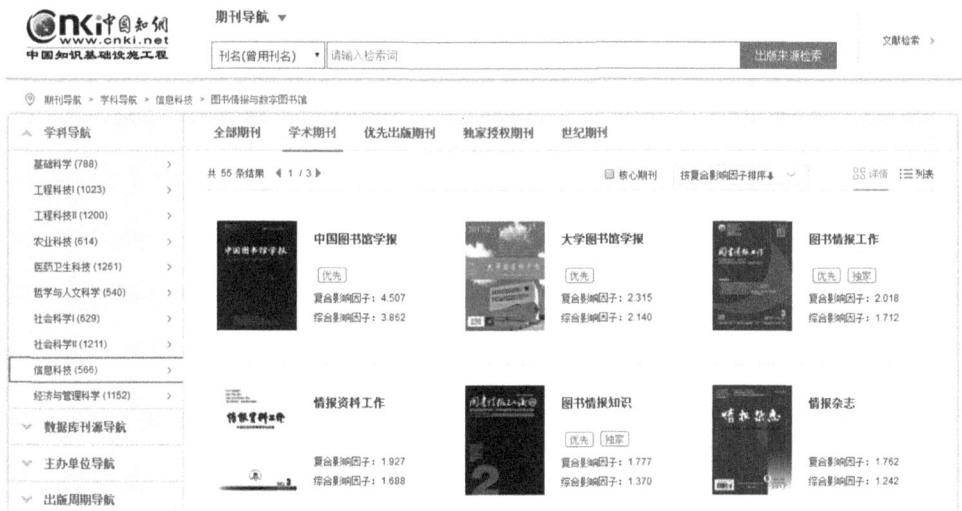

图 3-18 KDN 期刊学科导航期刊列表

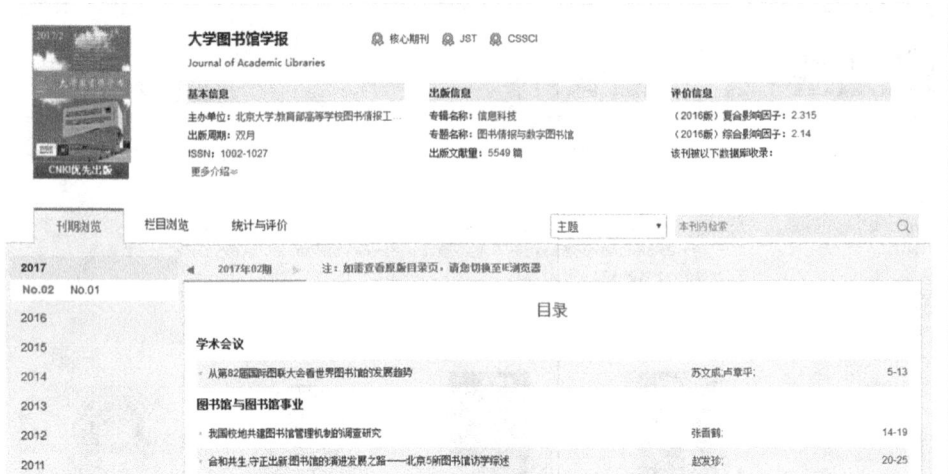

图 3 – 19　KDN 期刊学科导航期刊信息

三、检索结果处理

1. 检索结果页

检索结果页是在输入检索条件后执行检索所获得的结果。检索结果默认以文章题录列表形式显示文献的简单内容,在这种显示方式下,我们只能了解到检索结果的简单信息,如图 3 – 20 所示。也可以选择"摘要"方式显示检索结果。如需要进一步了解其中的某一篇文献,可点击文献标题进入该篇文献的详细信息页。也可在检索结果中进行再次检索,进一步缩小检索范围。

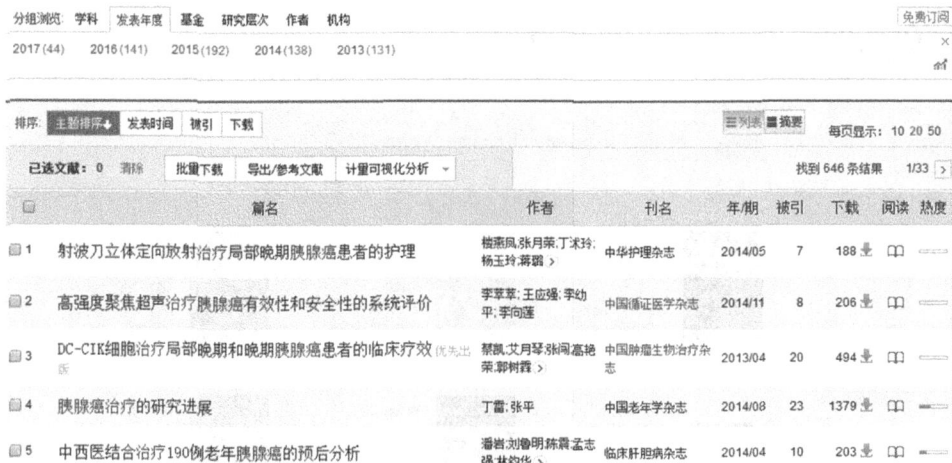

图 3 – 20　KDN 检索结果显示界面

检索结果可以按主题、发表时间、被引频次、下载频次排序。也可根据自己的需要设置每页显示检索结果的记录条数 10、20 或 50,以便于浏览。

2. 知网节

在检索结果页面上点击任一文献题名,即进入知网节,可获得文献的详细内容和相关文献信息链接,如图 3 – 21 所示。它不仅包含了单篇文献的详细信息如题名、作者、机构、来源、时间、摘要,还涉及本篇文章的参考文献、引文网络、关联作者、参考引证图谱,是各种扩展信息的入口汇集点。点击蓝色文字可打开相关链接内容如图 3 – 21 所示。

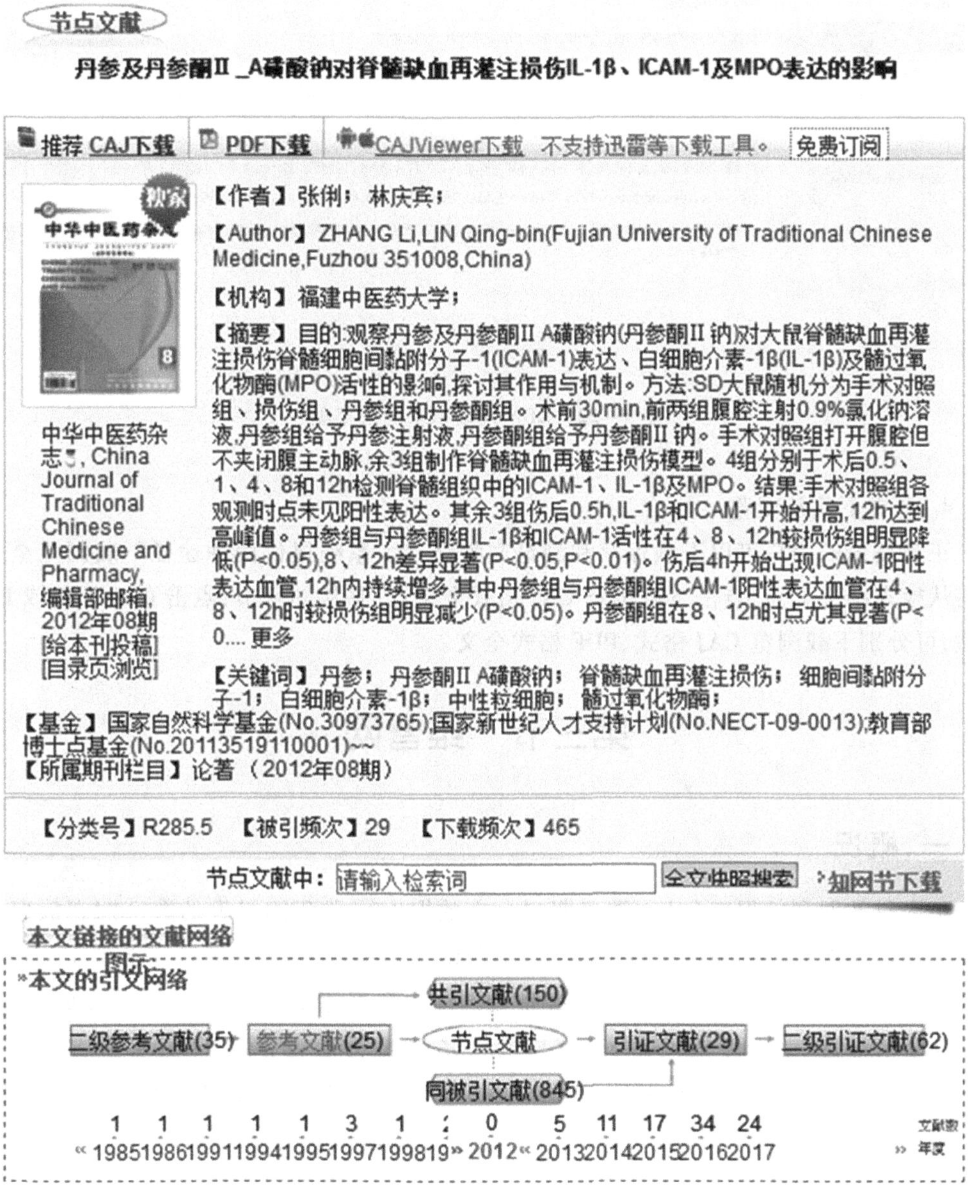

图 3 – 21　KDN 文献知网节

这些扩展信息通过概念相关、事实相关等方法提示知识之间的关联关系,达到知识扩展的目的,有助于新知识的学习和发现,帮助实现知识获取、知识发现。

3. 保存题录

在检索结果显示页面中可在结果序号前选择,勾选一条或多条记录后,保存文献记录,点击页面上的"导出/参考文献",选择文献导出格式保存文献题录,如图 3 - 22 所示。

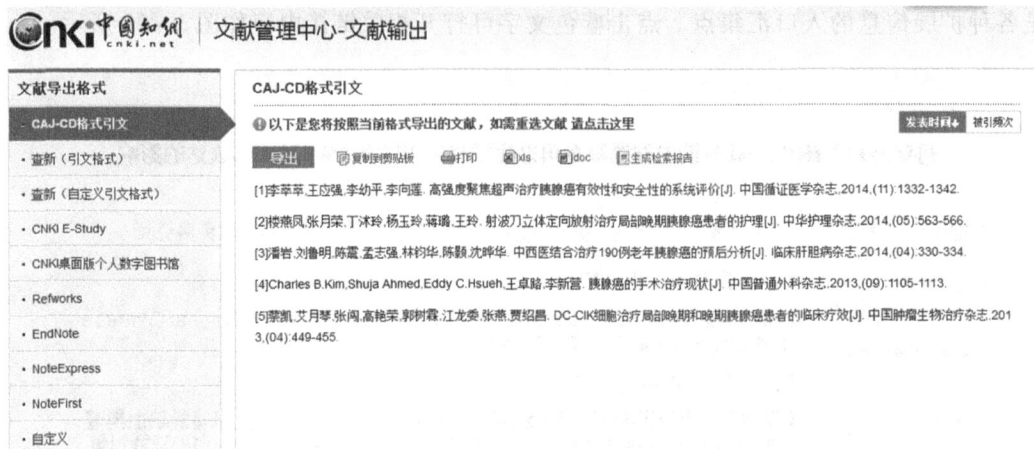

图 3 - 22　KDN 检索结果题录存盘

4. 全文下载及浏览

正常登录的用户可以下载保存和浏览文献全文。系统提供两种途径下载浏览全文:一是从检索结果页面,点击下载浏览 CAJ 格式全文;二是从知网节,点击 CAJ 下载或 PDF 下载,可分别下载浏览 CAJ 格式、PDF 格式全文。

第三节　维普网

一、概况

中文科技期刊数据库(又称维普期刊全文数据库),是我国最大的数字期刊数据库、数字图书馆建设的核心资源之一,是高校图书馆文献保障系统的重要组成部分,也是科研工作者进行科技查证和科技查新的必备数据库。数据库收录了 1989 年至今的中文期刊 14000 余种,核心期刊 1983 种,文献总量超过 6000 万篇,内容涵盖社会科学、自然科学、工程技术、农业科学、医药卫生、经济管理、教育科学、图书情报等学科。该库分全文版、文摘版、引文版三个版本,定期出版发行,中心网站数据每日更新。

重庆维普资讯有限公司又陆续推出了中国科技经济新闻数据库、中文科技期刊数据库(引文版)、外文科技期刊数据库、中国科学指标数据库、智立方文献资源发现平台、中文科技期刊评价报告、中国基础教育信息服务平台、维普 - google 学术搜索平台、维普考试资源系统、图书馆学科服务平台、文献共享服务平台、维普期刊资源整合服务平台、维普机构知识服务管理系统、文献共享平台、维普论文检测系统等资源。

登录网址 http://www.cqvip.com 可进入维普网主页，网站首页上数据库有两种检索入口（图3-23），即适用于大众用户的简单检索入口和适用于专业检索用户的高级检索的入口。点击高级检索，进入维普期刊资源整合服务平台（图3-24），本节重点介绍该服务平台。

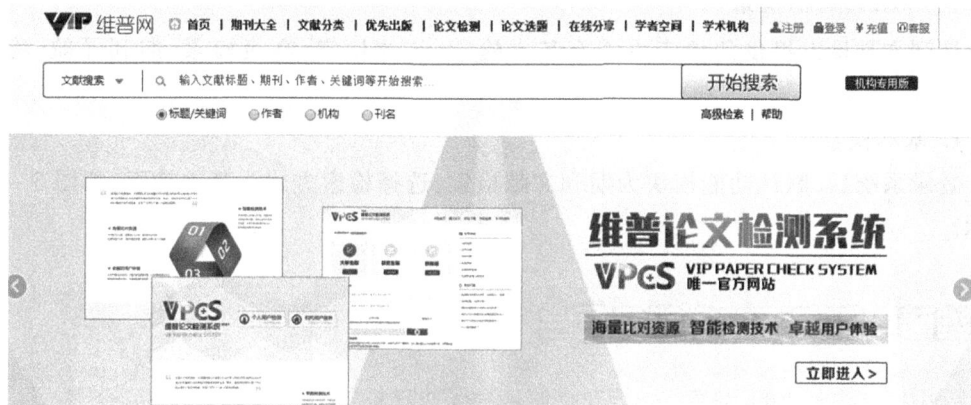

图 3-23　维普网首页

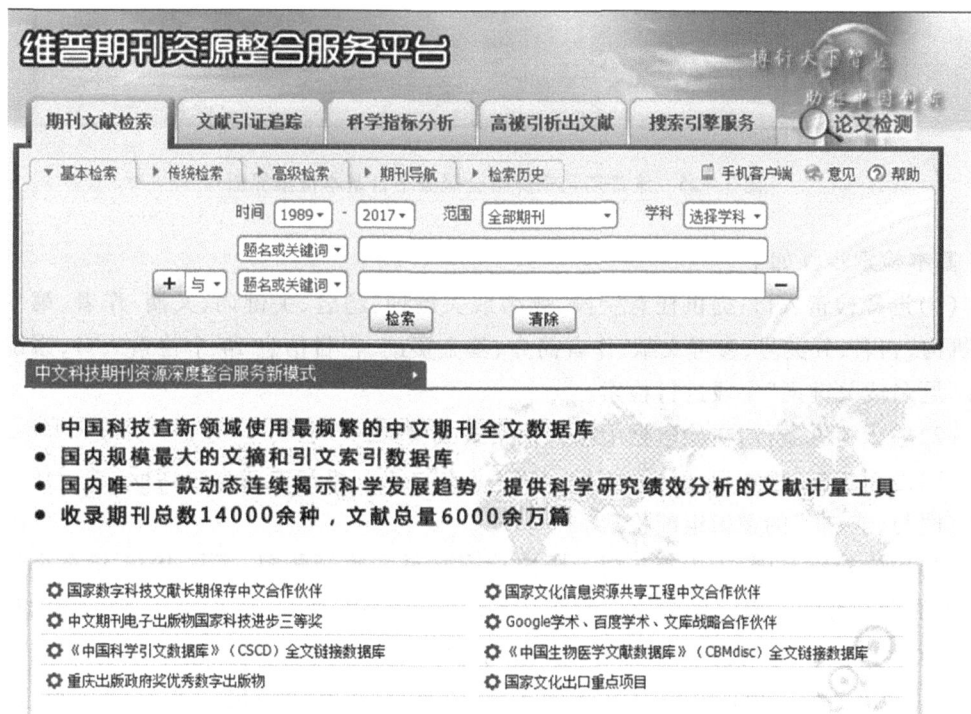

图 3-24　维普期刊资源整合服务平台界面

二、检索方法

维普期刊资源整合服务平台是一个由单纯提供原始文献信息服务过渡延伸到提供

深层次知识服务的整合服务系统,提供中文科技期刊资源一站式检索及包括引用追踪、H指数、影响因子、排除自引、索引分析、排名分析、学科评估、顶尖论文、搜索引擎服务等深度服务。维普期刊资源整合服务平台包含期刊文献检索、文献引证追踪、科学指标分析、高被引析出文献和搜索引擎服务功能模块。

(一)期刊文献检索

期刊文献检索提供的检索方式有基本检索、传统检索、高级检索、期刊导航、检索历史。

1. 基本检索

登录系统后,默认功能模块为期刊文献检索,选择检索方式为基本检索,如图 3 - 25 所示。

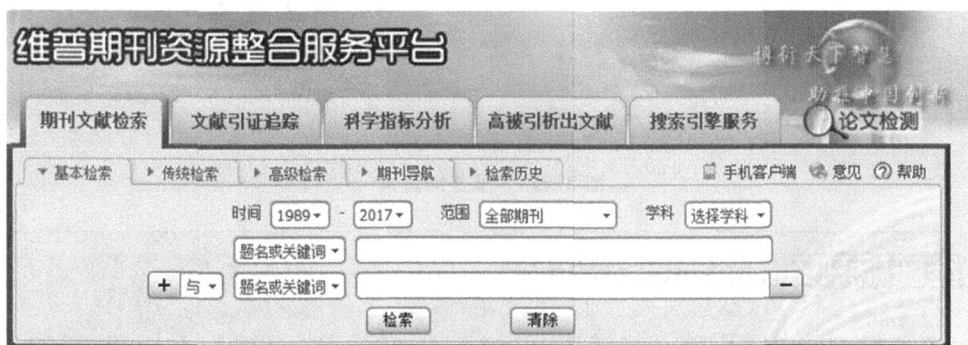

图 3 - 25　维普期刊资源整合服务平台基本检索界面

基本检索步骤如下。

(1)选择检索入口:提供任意字段、题名或关键词、题名、关键词、文摘、作者、第一作者、机构、刊名、分类号、参考文献、作者简介、基金资助、栏目信息 14 个检索入口,系统默认在"题名或关键词"字段进行检索。

(2)输入检索条件:在检索框中输入检索式或检索词。

(3)逻辑组配:检索框默认为两行,点"＋"或"－"可增加或减少检索框,进行任意检索入口"与、或、非"的逻辑组配检索。

(4)限定检索范围:①出版年限。限定检索文献的收录年限,可从 1989 年至今任意限定。②期刊范围。限定检索文献的期刊来源,包括全部期刊、核心期刊、EI 来源期刊、SCI 来源期刊、CAS 来源期刊、CSCD 来源期刊、CSSCI 来源期刊,缺省选项为"全部期刊"。③学科。限定检索文献的学科范围,包括管理学、经济学、图书情报学等 45 个学科,勾选复选框可进行多个学科的限定。

(5)结果显示:可实现题录文摘的查看或下载、全文下载及手机单篇支付等功能,也可进行重新检索或二次检索(在结果中搜索、在结果中添加、在结果中去除),如图 3 - 26 所示。

2. 传统检索

点击期刊文献检索页面中的"传统检索"按钮,即可进入传统检索界面,如图 3 - 27

所示。

传统检索的功能介绍如下。

(1)选择检索入口:功能同基本检索,在此不再赘述。

(2)输入检索条件:在检索框中输入检索式(或检索词)。

(3)限定检索范围:①分类导航:按学科分类检索文献。分类导航系统是参考《中国图书馆分类法》进行分类,每一个学科分类按树形结构展开,利用导航缩小检索范围,可提高查准率。②出版年限:数据收录从 1989 年至今,检索时可进行年限选择限制。③期刊范围:同初级检索。④最近更新:提供数据更新选择有全部、一个月内、三个月内、半年内、一年内和当年内。

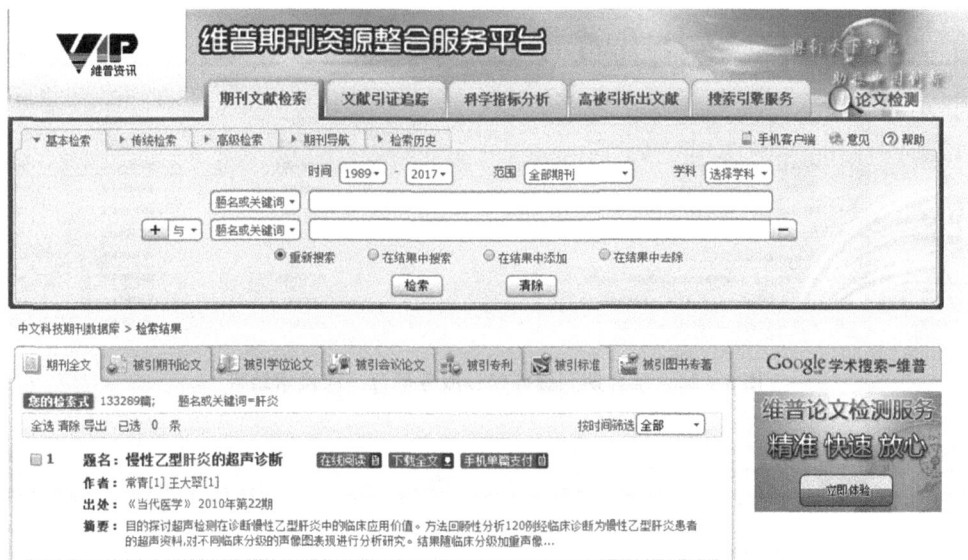

图 3 - 26　维普期刊资源整合服务平台检索结果显示界面

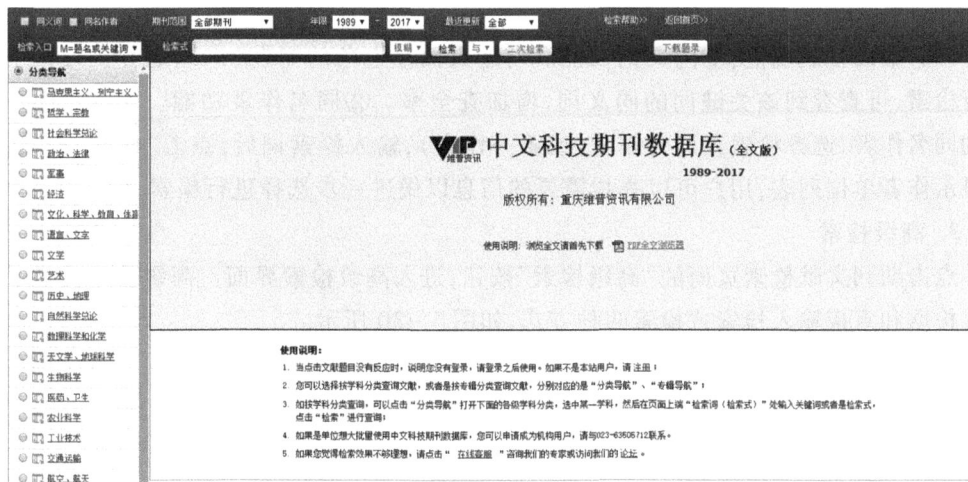

图 3 - 27　维普期刊资源整合服务平台传统检索界面

(4)简单检索及复合检索:①简单检索即直接输入检索词,限定检索范围后,点击"检索"按钮即可完成检索过程。②复合检索分为二次检索和直接输入检索表达式检索。二次检索是在一次检索的检索结果中运用"与、或、非"逻辑运算进行再限制检索。直接输入检索表达式检索是通过输入检式式的方式进行检索。例如查找由作者"何青"写的关于"青光眼"的文章。第一种方法可采用二次检索的方式:首先,在检索入口选择"关键词"字段输入检索词"青光眼",点击"检索"按钮,得到一次检索结果,如图 3 - 28 所示,再以"作者"作为检索入口,输入"何青"为检索词后,点击"二次检索"按键,即得出检索二次结果,如图 3 - 29 所示。第二种方法可采用直接输入检索表达式:K = 青光眼 * A = 何青。

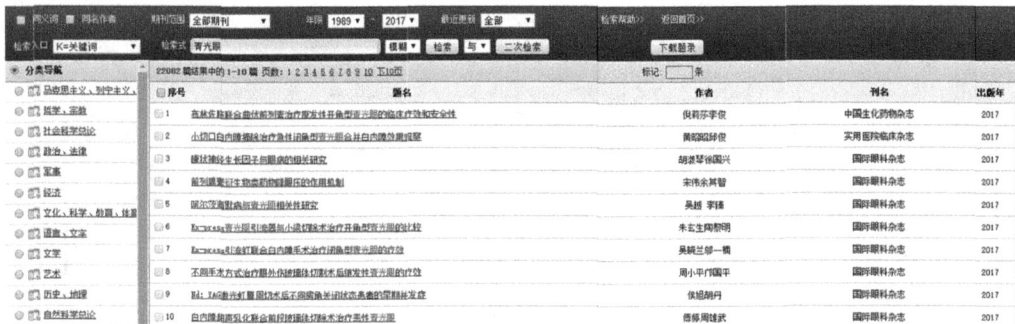

图 3 - 28　维普期刊资源整合服务平台一次检索结果

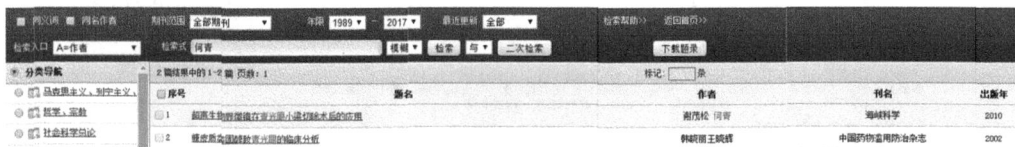

图 3 - 29　维普期刊资源整合服务平台二次检索结果

(5)辅助检索功能:①同义词功能。勾选页面左上角的"同义词",选择关键词字段进行检索,可查看到该关键词的同义词,增加查全率。②同名作者功能。勾选页面左上角的同名作者,选择检索入口为作者(或第一作者),输入检索词后,点击"检索"按钮,即可显示作者单位列表,用户可以查找需要的信息以做进一步选择进行检索,增加查准率。

3. 高级检索

点击期刊文献检索页面的"高级检索"按钮,进入高级检索界面。高级检索提供了向导式检索和直接输入检索式检索两种方式,如图 3 - 30 所示。

(1)向导式检索:向导式检索为用户提供分栏式检索词输入方法,可选择逻辑运算符、检索字段,还可以进行相应字段扩展信息的限定,最大限度地提高查准率。

A. 检索规则:向导式检索的检索操作严格按照由上到下的顺序进行。

B. 逻辑运算符:本系统中使用" * "代表"并且"("与"或"and"),"＋"代表"或者"("or"),"－"代表"不包含"("非"或"not")。

C. 检索字段代码：本系统中检索字段代码对照表，如表3－1所示。

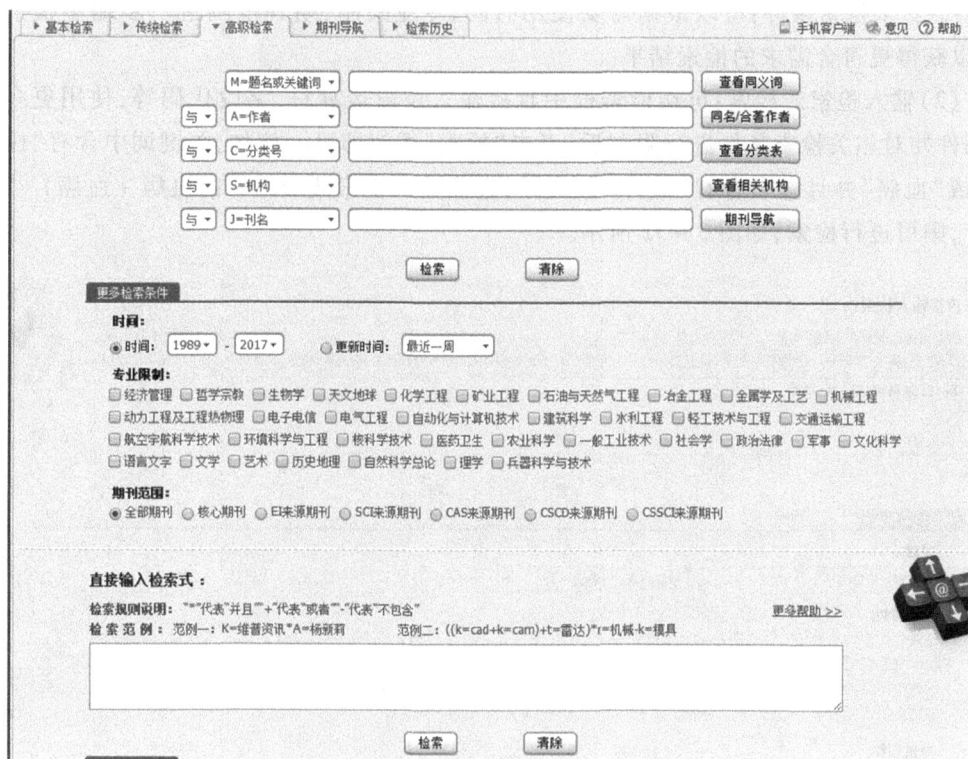

图3－30 维普期刊资源整合服务平台高级检索界面

表3－1 维普期刊资源整合服务平台检索字段代码对照表

代码	字段	代码	字段
U	任意字段	S	机构
M	题名或关键词	J	刊名
K	关键词	F	第一作者
A	作者	T	题名
C	分类号	R	文摘

D. 扩展功能。

a. 查看同义词：只适用于两个检索字段：题名或关键词、关键词。例如输入"艾滋病"，点击"查看同义词"，可检索出艾滋病的同义词有"爱滋病""获得性免疫缺陷综合征""AIDS"，选择全部同义词，以扩大搜索范围。

b. 同名/合著作者：输入作者名后，点击"同名/合著作者"，系统以列表形式显示不同单位的同名作者，用户可以选择作者单位来限制同名作者范围。

c. 查看分类表：直接点击"查看分类表"按钮，会弹出分类表页。

d. 查看相关机构：用于精确读者需要查询的目标机构。

e. 期刊导航：输入刊名点击"期刊导航"按钮，可链接到期刊导航检索结果页面，可查找相关的期刊并查看期刊详细信息。

　　E. 更多检索条件:可以根据需要使用时间、专业限制、期刊范围进一步缩小检索范围,以获得更符合需求的检索结果。

　　(2)输入检索式检索:可在检索框中直接输入逻辑运算符、字段代码等,使用更多检索条件并对相关检索条件进行限制后,点击"检索"按钮即可。例如,关键词中含有"白血病"或"血癌"并且题名含有"放疗"的文献,直接输入检索式:K =(白血病 + 血癌)* t = 放疗,则可进行检索,如图 3 - 31 所示。

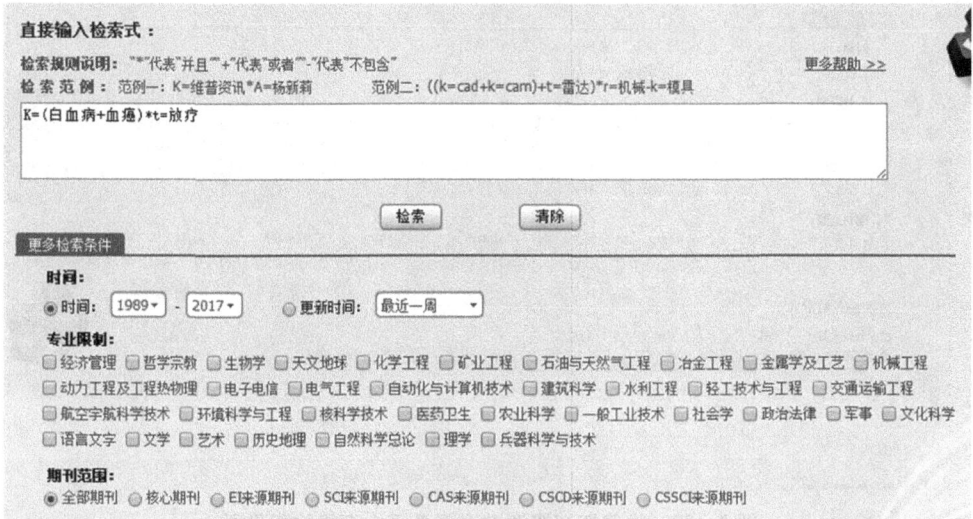

图 3 - 31　维普期刊资源整合服务平台直接输入检索式检索

　　4. 期刊导航

　　点击期刊文献检索页面的"期刊导航"按钮,进入期刊导航界面。期刊导航分检索和浏览两种方式,如图 3 - 32 所示。

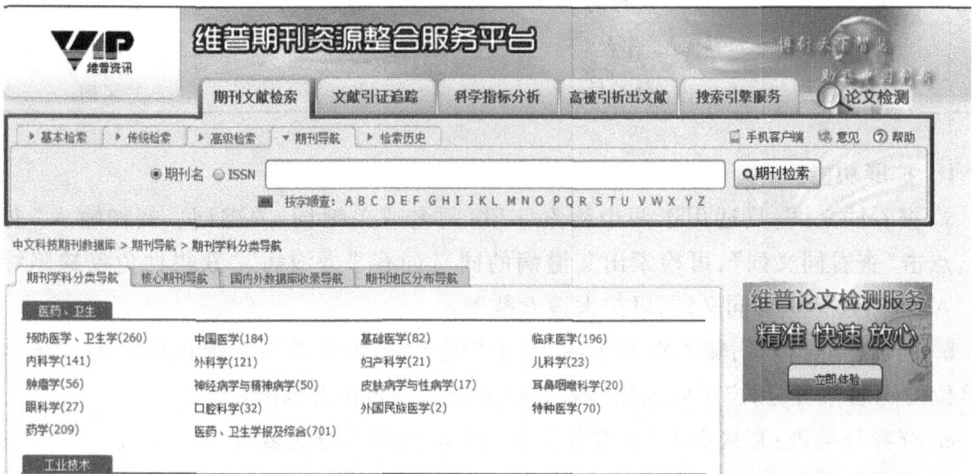

图 3 - 32　维普期刊资源整合服务平台期刊导航界面

（1）检索方式:提供期刊名、ISSN 号两种检索入口,以及按期刊字顺查,多渠道快速定位期刊。期刊检索结果,除能了解期刊基本信息外,还可实现刊内检索,同时还可以查看期刊评价报告(包括被引次数、影响因子、立即指数、被引半衰期、期刊他引率、引用半衰期、平均引文率等期刊引用评价指标),如图 3 - 33 所示。

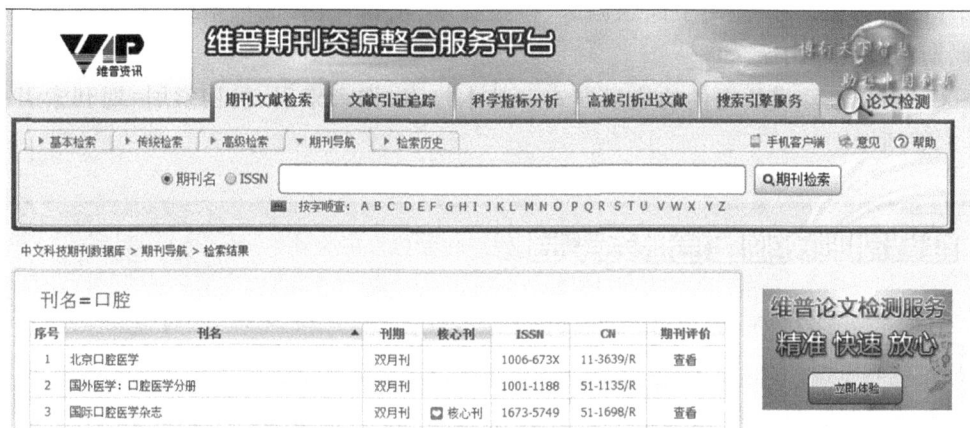

图 3 - 33　维普期刊资源整合服务平台期刊检索界面

（2）浏览方式:提供期刊学科分类导航、核心期刊导航、国内外数据库收录导航、期刊地区分布导航。

5. 检索历史

点击期刊文献检索页面的"检索历史"按钮,进入检索历史界面。系统对用户检索历史做自动保存,最多允许保存 20 条检索表达式。点击保存的检索式可对该检索式进行重新检索;选择一个或多个检索式,点击"删除检索史"可删除检索式,点击"与""或""非"可进行检索式的逻辑组配,如图 3 - 34 所示。

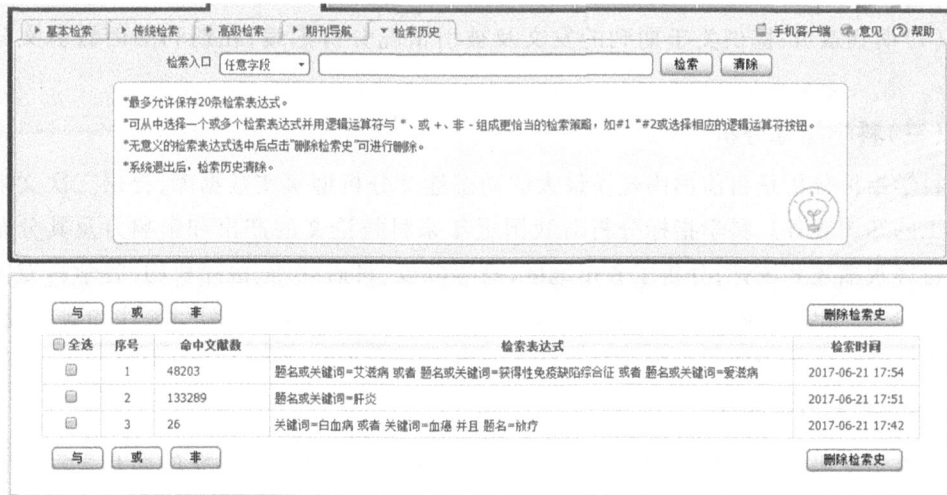

图 3 - 34　维普期刊资源整合服务平台检索历史界面

(二)文献引证追踪

文献引证追踪是目前国内规模最大的文摘和引文索引型数据库,包含所有维普中文科技期刊数据。文献引证追踪采用科学计量学中的引文分析方法,对文献之间的引证关系进行深度数据挖掘,除提供基本的引文检索功能外,还提供基于作者、机构、期刊的引用统计分析功能,可广泛用于课题调研、科技查新、项目评估、成果申报、人才选拔、科研管理、期刊投稿等用途。

文献引证追踪模块提供的检索方式有基本检索、作者索引、机构索引、期刊索引,如图 3 - 35 所示。

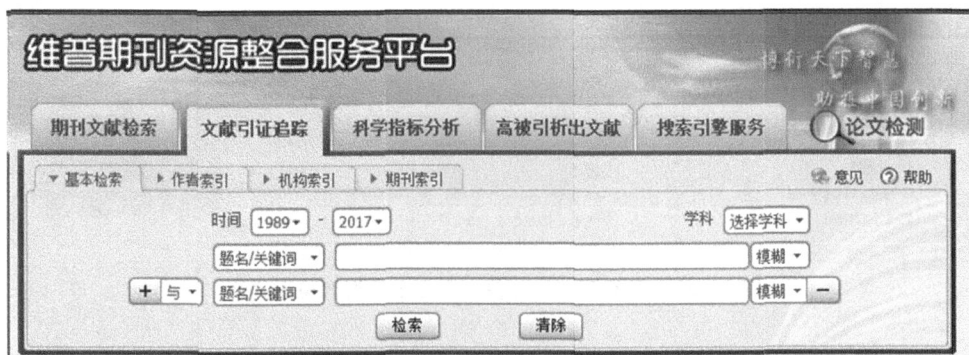

图 3 -35   维普期刊资源整合服务平台文献引证追踪界面

(1)基本检索:简便快捷的一步式引文检索方式。

(2)作者索引:提供关于作者的期刊文献产出及被引情况分析汇编,在作者层面做引文分析统计。

(3)机构索引:提供关于机构的期刊文献产出及被引情况分析汇编,在机构层面做引文分析统计。

(4)期刊索引:提供关于期刊的发文及被引情况分析汇编,在期刊层面做引文分析统计。

(三)科学指标分析

科学指标分析是目前国内规模最大的动态连续分析型事实数据库,提供三次文献情报加工的知识服务。科学指标分析对我国近年来科技论文的产出和影响力及其分布情况进行客观描述和统计,分析了省市地区、高等院校、科研院所、医疗机构、各学科专家学者等的论文产出和影响力,并以学科领域为引导,展示各学科领域最受关注的研究成果,揭示不同学科领域中研究机构的分布状态及重要文献产出,如图3 - 36 所示。

(四)搜索引擎服务

搜索引擎服务是为机构用户提供的基于 Google 和百度搜索引擎的期刊文献搜索延伸服务。机构可以通过维普授权的后台对本机构的信息进行定期更换,如图 3 - 37 所示。

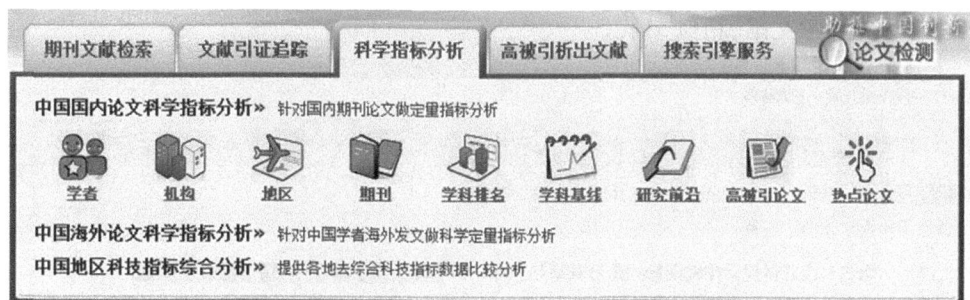

图 3 - 36　维普期刊资源整合服务平台科学指标分析界面

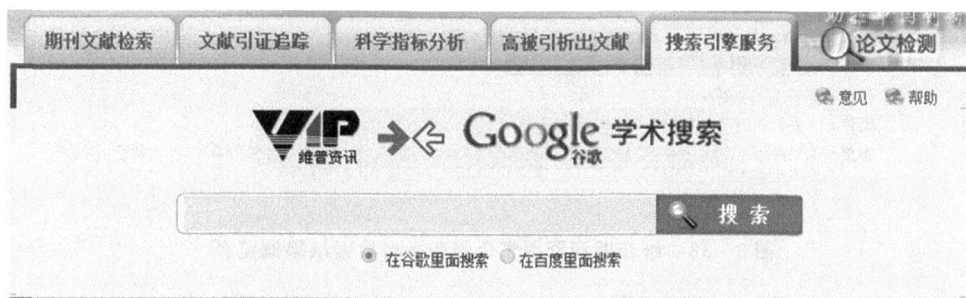

图 3 - 37　维普期刊资源整合服务平台搜索引擎服务界面

三、检索结果处理

(一)浏览

1. 概览页

(1)结果显示:显示内容包括检索结果记录数、检索式、检索结果的题名、作者、出处(期刊名、出版年、卷、期)、基金、摘要,其中出处字段增加期刊被国内外知名数据库收录最新情况的提示标识。

(2)排序:检索结果可按时间进行筛选,限定筛选一个月内、三个月内、半年内、一年内、当年内发表的文献。

(3)检索:可以进行重新检索,也可以在第一次的检索结果基础上进行二次检索(包括在结果中检索、在结果中添加、在结果中去除三种方式),实现按需缩小或扩大检索范围、精炼检索结果。

(4)查看细览:点击文献题名进入文献细览页,查看该文献的详细信息和知识节点链接。

(5)页面跳转:检索结果每页显示 20 条记录,跳转页面可以点击首页、数字页、下 10 页等相应链接。

(6)整合服务:切换标签到“被引期刊论文”等,链向“文献引证追踪”功能,快速检索到最有影响力的相关研究论文,如图 3 - 38 所示。

2. 细览页

(1)结果显示:显示内容包括题名、作者、机构地区、出处、基金、摘要、关键词、分类号、全文快照、参考文献、相似文献。

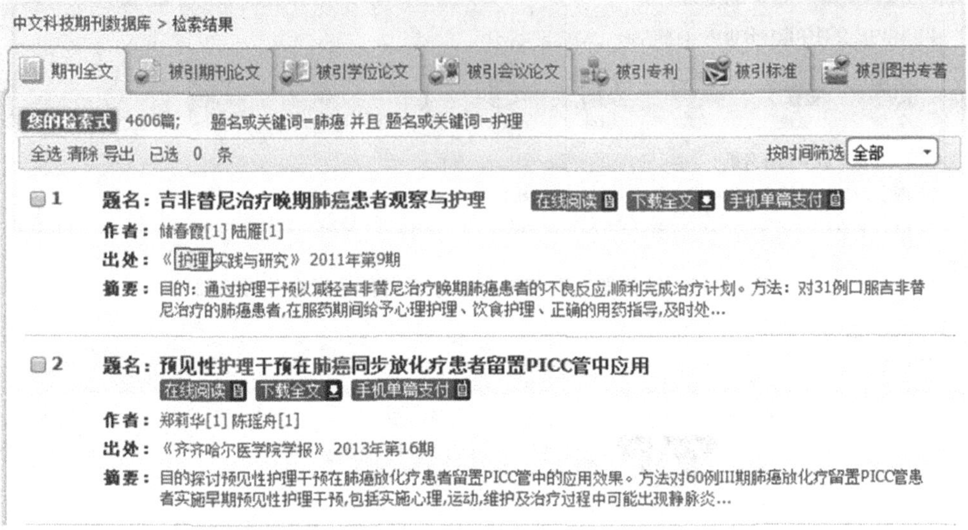

图 3-38　维普期刊资源整合服务平台检索结果概览页

（2）路径导航：显示并定位到该文献的刊期。

（3）节点链接：通过作者、机构地区、出处、关键词、分类号、参考文献、相似文献提供的链接可检索相关知识点的信息。

（4）整合服务："高影响力作者""高影响力机构""高影响力期刊""高被引论文"链向"科学指标分析"模块的相应页面，如图 3-39 所示。

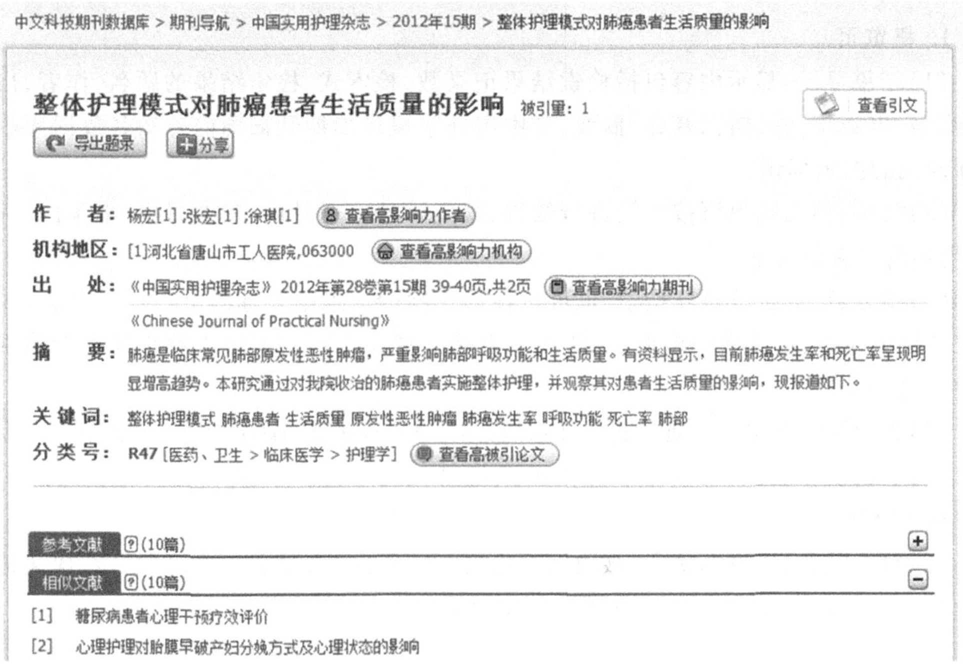

图 3-39　维普期刊资源整合服务平台检索结果细览页

（二）保存题录

题录保存全过程在检索结果概览页面完成。操作步骤：选中检索结果题录列表前的复选框，点击"导出"，选择导出格式（文本、参考文献、XML、NoteExpress、Refworks、EndNote、自定义），点击"保存"（复制或导出）。

（三）获取全文

点击"下载全文""文献传递""在线阅读"按钮，可将感兴趣的文献下载保存到本地磁盘或在线进行全文阅读，阅读文献需要 PDF 文件阅读器。文献传递是通过委托第三方社会公益服务机构，对不能直接下载全文的数据提供原文传递服务。

第四节　万方数据知识服务平台

一、概况

万方数据知识服务平台是万方数据股份有限公司推出的全新知识服务系统，该平台网址为 http://www.wanfangdata.com.cn/。服务平台数据库资源有学位论文、学术期刊、学术会议、外文文献、中外专利、中外标准、科技成果、特种图书、政策法规、机构库、专家库等，信息总量达数亿条。

1. 学术期刊

期刊论文是万方数据知识服务平台的重要组成部分，期刊资源包括中文期刊和外文期刊，其中中文期刊共 8000 余种，核心期刊 3200 种左右，涵盖了自然科学、工程技术、医药卫生、农业科学、哲学政法、社会科学、科教文艺等各个学科；外文期刊主要来源于外文文献数据库，收录了 1995 年以来世界各国出版的 20900 种重要学术期刊。其中，中华医学会旗下的一百多种中华系列期刊是该平台独家期刊。

2. 学位论文

学位论文资源包括中文学位论文和外文学位论文，中文学位论文收录始于 1980 年，年增 30 万篇，涵盖理学、工业技术、人文科学、社会科学、医药卫生、农业科学、交通运输、航空航天和环境科学等各学科领域；外文学位论文收录始于 1983 年，累计收藏 11.4 万余册，年增量 1 万余册。

3. 会议论文

会议资源包括中文会议和外文会议，中文会议收录始于 1982 年，年收集 4000 多个重要学术会议，年增 20 万篇全文，每月更新；外文会议主要来源于外文文献数据库，收录了 1985 年以来世界各主要学会、协会、出版机构出版的学术会议论文。内容涵盖自然科学、工程技术、农林、医学等多个领域，是了解国内学术会议动态、科学技术水平、进行科学研究必不可少的工具。

4. 图书

图书资源包括中文图书和中外工具书，中文资源主要来源于方正阿帕比电子图书资源库,涵盖了社科、人文、经管、文学、历史、科普等各种类,总数量达到 35 万种,以新书为主,2004 年以后出版的新书占 75%;外文工具书主要来源于中国科学信息研究所特色资源库。提供图书在线阅读服务,用户可在线阅读免费章节,也可登录付费阅读整本图书。

5. 专利

专利资源来源于中外专利数据库,收录始于 1985 年,目前共收录中国专利 1500 万余条,国外专利 3700 万余条,年增 25 万条。收录范围涉及 11 国 2 组织,内容涵盖自然科学各个学科领域。

6. 科技报告

科技报告收录始于 1966 年,源于中华人民共和国科学技术部,共计 2 万余份。外文科技报告,收录始于 1958 年,美国政府四大科技报告(AD、DE、NASA、PB),共计 110 万余份。

7. 成果

成果资源主要来源于中国科技成果数据库,涵盖了国内各省、市、自治区、部委鉴定后上报国家、科技部的科技成果及星火科技成果,涵盖新技术、新产品、新工艺、新材料、新设计等众多学科领域。

8. 标准

标准资源来源于中外标准数据库,涵盖了中国标准、国际标准以及各国标准等在内的 37 万多条记录,综合了由国家质量监督检验检疫总局、中国建筑材料科学研究总院等单位提供的相关行业的各类标准题录。全文数据来源于国家指定的专有标准出版单位,文摘数据来自中国标准化研究院国家标准馆,数据权威。

9. 法规

法规资源主要由国家信息中心提供,信息来源权威、专业。涵盖了国家法律、行政法规、部门规章、司法解释以及其他规范性文件。

10. 年鉴

中国年鉴全文资源是目前国内最大的连续更新的动态年鉴资源全文数据库。收录了 1912 年至今国内的中央、地方、行业和企业等各类年鉴的全文文献。

11. 地方志

地方志,简称"方志",即按一定体例,全面记载某一时期某一地域的自然、社会、政治、经济、文化等方面情况或特定事项的书籍文献。地方志资源来源于中国地方志数据库,新方志收录始于 1949 年,共计 4 万余册,旧方志收录年代为中华人民共和国成立之前,预计近 8 万册。

12. 视频

万方视频是以科技、教育、文化为主要内容大类的学术视频知识服务系统,与中央电视台、教育部、中国科技信息研究所、中华医学会、中国科学院、北大光华、天幕传媒等国内外著名专业制作机构进行广泛的战略合作。现已推出高校课程、学术讲座、学术会议报告、考试辅导、就业指导、医学实践、管理讲座、科普视频等精品视频。

二、检索方法

万方数据知识服务平台 V2.0(新版),系统提供了万方智搜检索、高级检索、导航浏览检索和检索历史检索,如图 3 - 40 所示。

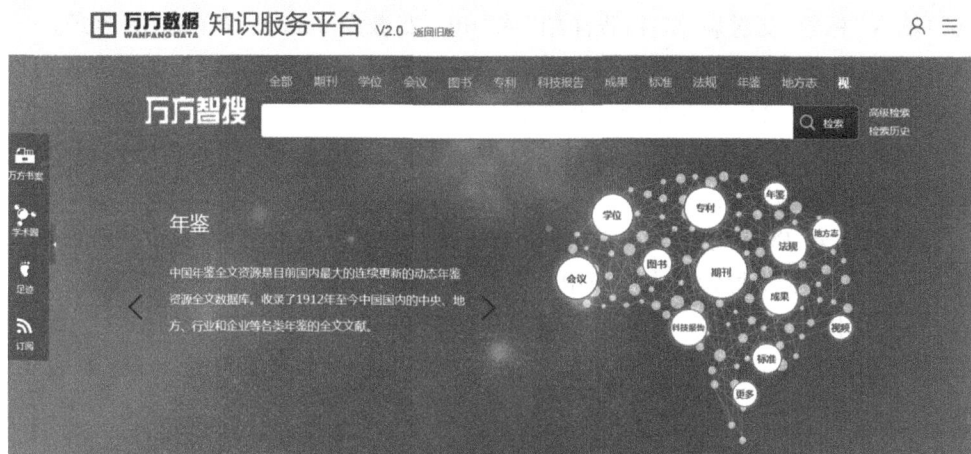

图 3 - 40 万方数据知识服务平台主页

(一)万方智搜检索

万方智搜是万方数据知识服务平台系统默认状态,万方智搜检索具有智能推荐功能,在检索输入框输入检索词后,可智能推荐与其相关的词汇,并现实默认全部资源跨库检索,也可选择不同的资源库进行检索,如图 3 - 41 所示。

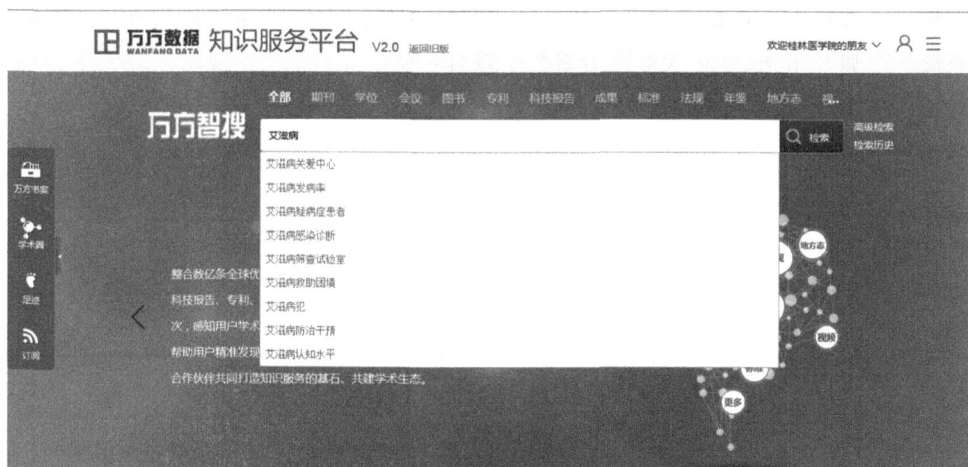

图 3 - 41 万方数据知识服务平台基本检索

1. PQ 表达式的基本用法

检索输入框默认接受的检索语言为 PairQuery,简称为 PQ 表达式,系统支持 PQ 检索表达式。每个 PQ 表达式由多个空格分隔的部分组成,每个部分称为一个 Pair,每个 Pair 由冒号分隔符":"分隔为左右两部分,":"左侧为限定的检索字段,右侧为要检索的词或短语。

(1)PQ 表达式的输入形式:表达式输入形式为"可检字段:检索词"。如表达式为 "艾滋病 作者:张泽柏",则表示检索作者张泽柏且所有字段中含有艾滋病的记录。另外,还可输入"标题:艾滋病 作者:张泽柏"或"title:艾滋病 author:张泽柏"等形式。

同一字段可用多种标识,如标题和"title":字段名不区分大不写;冒号和等号的作用相同;多个检索条件之间为逻辑"与"的关系。

(2)PQ 表达式符号:PQ 表达式的符号(空格、冒号、引号、横线)可任意使用全角、半角符号及任意的组合形式。

(3)精确检索:PQ 表达式检索时,将检索词加上双引号或书名号,表示精确匹配。例如,作者:"王红",表示检索作者字段中含有并且只含有"王红"的结果。

2. 检索字段

万方数据知识服务平台对于不同类型的资源,提供不同的可检字段,如表 3 - 2 所示。

表 3 - 2 万方检索字段一览表

资源类型	检索字段
全部	题名、关键词、摘要、作者、作者单位
期刊	题名、作者、作者单位、关键词、摘要、刊名、基金
学位	题名、关键词、摘要、作者、学科专业、导师、学位授予单位
会议	题名、关键词、摘要、作者、作者单位、会议名称、基金、主办单位
图书	图书名、作者、出版单位、摘要、ISBN
专利	专利名称、摘要、关键词、申请号、公开号、分类号、主分类号、申请人、发明人、专利权人
科技报告	题名、作者、单位、关键词、计划名称、项目名称
成果	题名、完成人、完成单位、关键词、摘要
标准	题名、关键词、标准编号、起草单位、发布单位
法规	题名、分布部门、终审法院
年鉴	年鉴名称、编撰机构、出版社、摘要
地方志	正文、题名、编纂人员、编纂单位
视频	标题、名师(主讲人)、机构(主讲人单位)、字幕、关键词

3. 布尔逻辑运算符

支持布尔逻辑检索。逻辑"与":空格、*、and;逻辑"或":+、or;逻辑"非":∧、not;使用括号改变优先级。例如,逻辑表达:"艾滋病 and 预防""标题:艾滋病 ∧ 标题:预防" "标题:艾滋病 and(预防 + 治疗)"。

(二)高级检索

点击"高级检索"按钮,进入高级检索页面,在此页面中可选择多个数据库同时进行检索,该界面提供高级检索与专业检索两种检索方式,如图 3 – 42 所示。

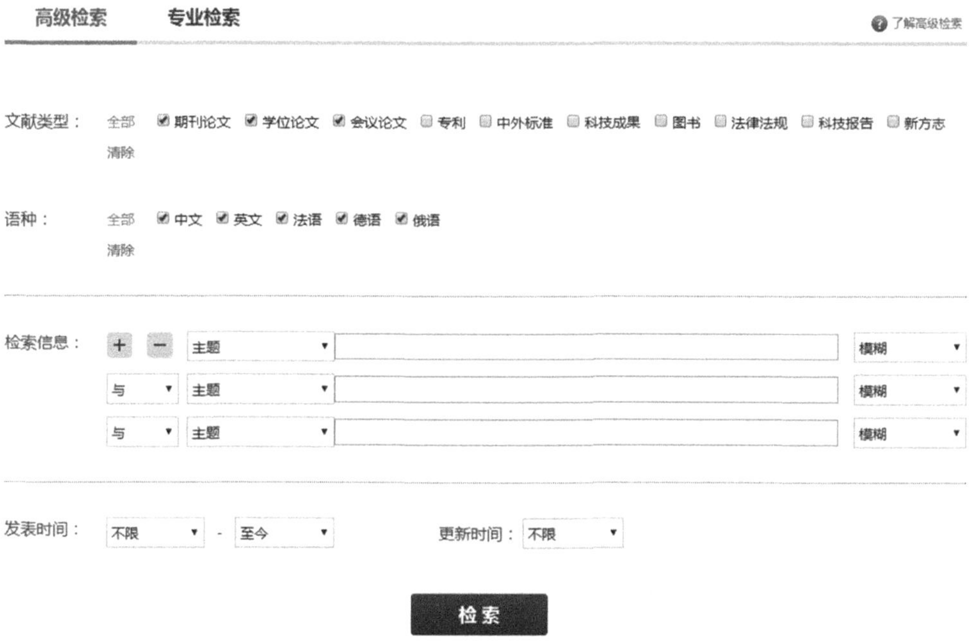

图 3 – 42 万方数据知识服务平台高级检索界面

1. 高级检索

(1)逻辑组合:高级检索默认设有三个检索框,只需在检索框中输入检索词,通过逻辑关系(与、或、非)进行检索即可。根据检索词的数量可点击"＋"增加逻辑检索行,点击"－"删减逻辑检索行。

(2)检索项:系统提供"主题""题名或关键词""题名"等多个字段作为检索入口,其中"主题"字段是复合检索项,包含题名、关键词、摘要三个检索项。

(3)匹配选择:可以选择模糊匹配或精确匹配检索。

(4)时间范围:可在 1900 年以后年限任意限定检索。

2. 专业检索

点击"专业检索"按钮,进入专业检索界面,如图 3 – 43 所示。

3. 推荐检索词

用户可提供一段文本,由系统推荐检索词。例如,输入"中风患者口腔念珠菌负荷的研究",系统推荐的检索词为中风、念珠菌,如图 3 – 44 所示。

(三)导航浏览检索

在万方数据知识服务平台首页,除上述三种检索方法外,还可通过点击不同的文献类型进入导航浏览检索。例如点击"期刊",进入期刊导航界面。可输入刊名进行检索,也可按期刊学科分类、刊首字母、核心收录和来源数据库、收录地区、出版周期和优先出版查找期刊。

高级检索   专业检索   ❓了解专业检索

文献类型： 全部 ☑期刊论文 ☑学位论文 ☑会议论文 ☐专利 ☐中外标准 ☐科技成果 ☐图书 ☐法律法规 ☐科技报告 ☐新方志
          清除

语种：   全部 ☑中文 ☑英文 ☑法语 ☑德语 ☑俄语
          清除

教你如何正确编写表达式
可检索字段
推荐检索词
检索历史

发表时间： 不限 ▼ - 至今 ▼

检索

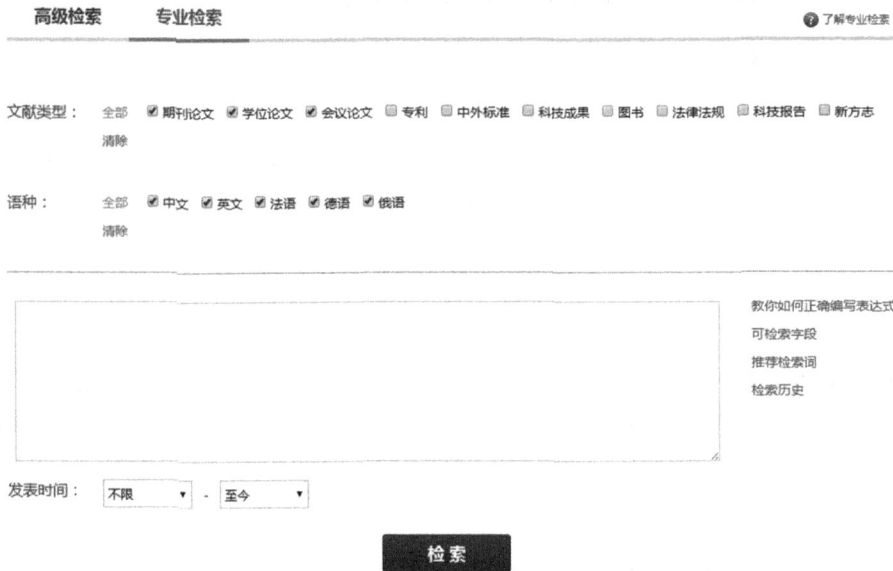

图 3 - 43   万方数据知识服务平台专业检索界面

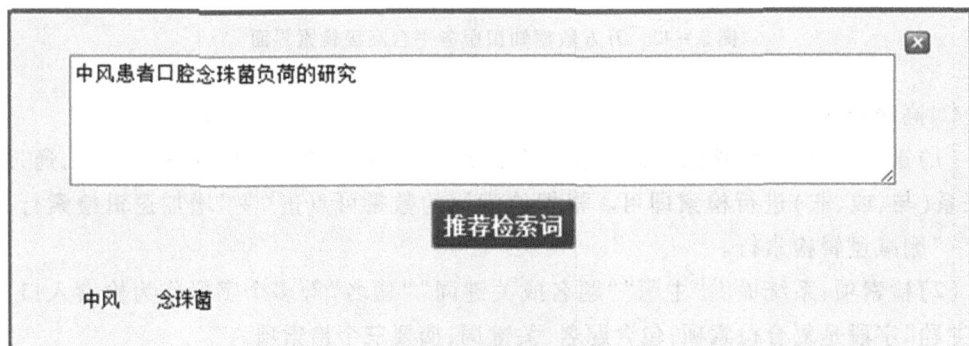

中风患者口腔念珠菌负荷的研究

推荐检索词

中风   念珠菌

图 3 - 44   万方数据知识服务平台推荐检索词界面

1. 按学科分类

系统将所有学科分为医药卫生、哲学政法、社会科学、经济财政、教科文艺、基础科学、农业科学、工业技术八个大类，点击某个学科类别的二级类别，可进入二级类别的页面。通过点击"只显示核心刊"，可以筛选核心期刊，点击某一刊名可进入该期刊的详细信息页面，可浏览该刊收录的所有文献，也可进行刊内检索，如图 3 - 45 所示。

2. 按刊首字母浏览

按中外文期刊刊名首字母进行排序，点击某字母，将显示以该字母开头的所有期刊信息。

3. 按核心收录浏览

按核心收录，点击"全部""CSTPCD""北大核心""CSSCI""EI""SCI"，将显示以其收录范围内的期刊。

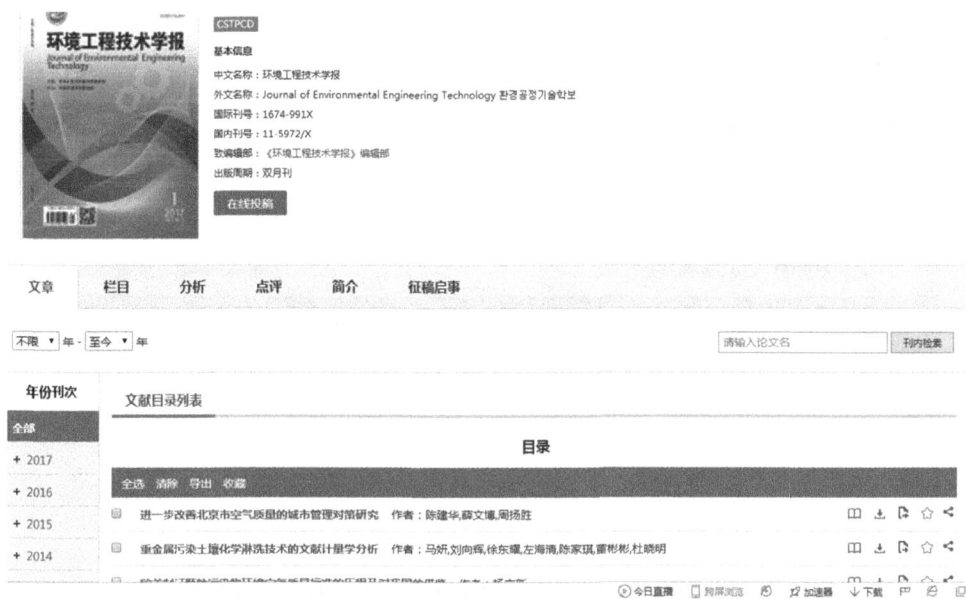

图 3 – 45　万方数据知识服务平台期刊简介页面

4. 按来源数据库浏览

按来源数据库,点击"全部""NSTL""WF",将显示以其数据库收录的期刊。

5. 按地区分类

按照期刊出版单位所属地区进行分类,点击某个地区将显示该地区的所有期刊信息。

(四)检索历史检索

检索历史包括检索策略、检索数据库和检索时间,直接点击检索策略可浏览检索结果,点击"删除"可删除该条检索策略,点击"导出检索历史"可输出检索历史,如图 3 – 46所示。

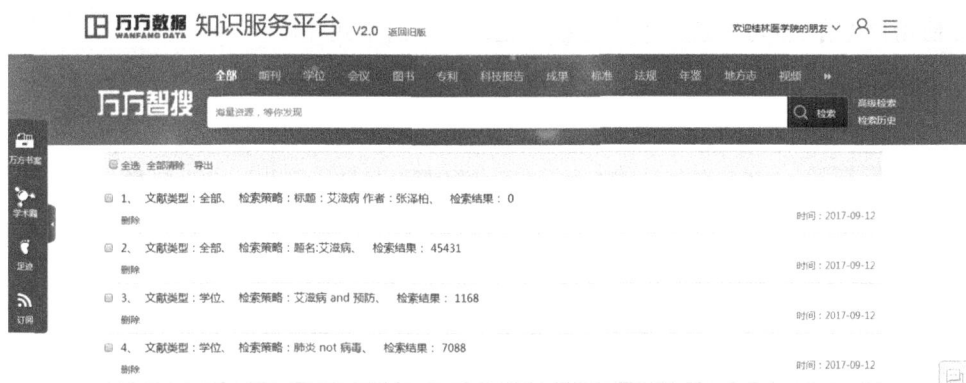

图 3 – 46　万方数据知识服务平台检索历史界面

三、检索结果处理

(一)检索结果显示

当完成某一检索过程后,检索结果就会显示在页面中。在检索结果显示界面,不仅可进行二次检索操作,也可进行相关排序显示结果,如图 3 – 47 所示。

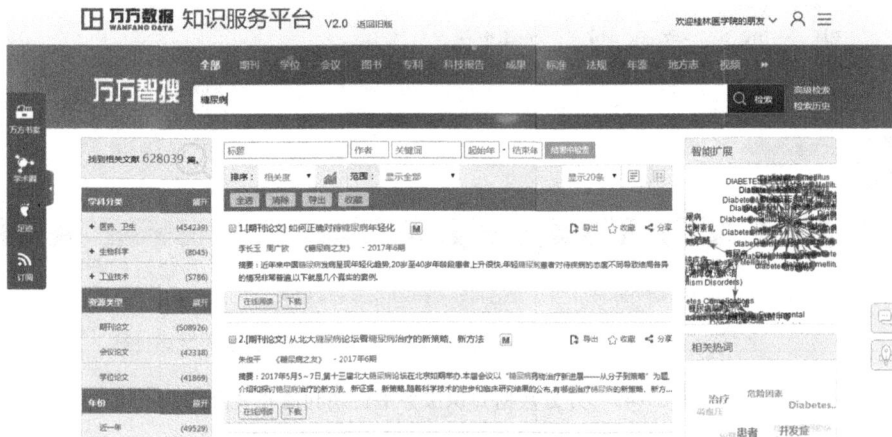

图 3 – 47　万方数据知识服务平台检索结果显示页面

1. 显示模式

模式可按"精简模式""详细模式"显示检索结果。

2. 排序

可按"学科分类""资源类型""年份""语种""来源数据库""出版状态""作者""机构""基金"来显示检索结果,也可按"相关度""出版时间""被引频次"等相关度排序,还可按"显示全部""仅 OA""仅全文""仅原文传递""仅国外出版物""已购资源"等选择范围显示检索结果。

(二)检索结果导出

点击图 3 –47 检索结果中某一条记录前面的复选框,可将一条或多条检索结果导出,方便用户保存,也可全选或选择连续的记录。导出格式如图 3 – 48 所示。

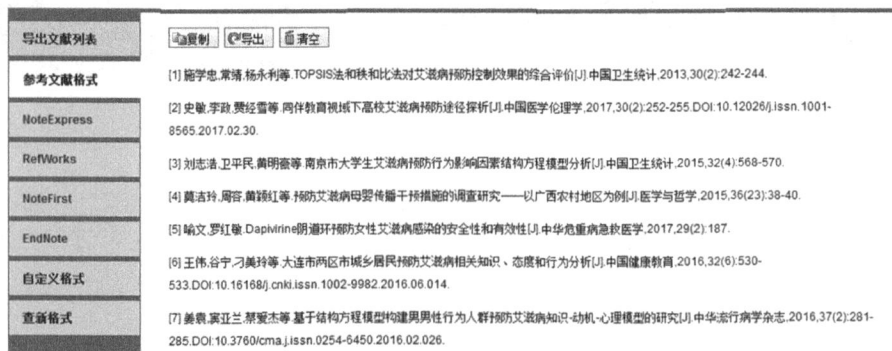

图 3 –48　万方数据知识服务平台检索结果导出页面

（三）全文下载及浏览

检索结果页面提供了查看全文和下载全文的链接，点击"查看全文"可在线阅读全文，点击"下载全文"或文献标题前的图标可下载全文，全文要使用 Adobe Reader 软件阅读。

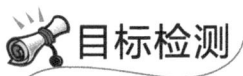

目标检测

1. CBM 的检索途径有哪些？
2. 中国知网能检索到哪些资源？其检索方法有哪些？
3. 维普网有哪些检索方法？
4. 万方数据知识服务平台检索方法有哪些？
5. 检索有关利巴韦林不良反应的文献，请问可用哪些检索方法？
6. 请检索发表在《中华外科杂志》2000 年的文献。
7. 请检索在篇名字段中出现"基因治疗"的综述方面的文献。
8. 主题词检索途径与关键词检索途径的区别有哪些？

第四章　外文数据库检索

学习目标

【学习目的】学习常用外文医学文献检索系统的检索方法与技巧,使学生具备常用外文医学检索系统专业信息的检索能力。

【知识要求】了解 PubMed、ProQuest Medical Library、SpringerLink、Elsevier MD Consult、Ovid LWW 等常见外文医学数据库概况及检索界面,掌握其检索方法、检索结果处理等。

【能力要求】通过常见医学外文检索系统的学习,能利用常用外文数据库检索专业文献,并能够举一反三。

第一节　PubMed 数据库

一、概况

PubMed(http://www.ncbi.nlm.nih.gov/pubmed)是由美国国立医学图书馆(National Library of Medicine,NLM)下属国立生物技术信息中心(National Center for Biotechnology Information,NCBI)开发的生物医学信息检索系统,是 NCBI Entrez 整个数据库查询系统中的一个。从 1997 年 6 月起,PubMed 在网上免费向用户开放。它具有收录范围广泛、更新速度快、检索系统完备、链接广泛的特点。

（一）**PubMed 来源数据库**

PubMed 数据主要来源数据库有 MEDLINE、PreMEDLINE 和 Record supplied by Publisher。

1. MEDLINE 数据库

MEDLINE 收录 80 多个国家和地区的 5600 多种生物医学期刊,覆盖基础医学、临床医学、护理学、口腔医学、药理和药剂学、环境医学、营养卫生、职业病学、卫生管理、医学教育和医学信息科学等领域。其数据回溯至 1940 年,涉及 40 多个语种,2700 万余条书目数据,90% 左右为英文文献,70% ~ 80% 的文献有英文摘要,文献记录后标记有 [PubMed - indexed for MEDLINE]。

2. PreMEDLINE

PreMEDLINE 是 MEDLINE 的前期数据库,收录由出版商提供的未经规范化处理的文献条目数据,此临时数据库中的记录没有主题词字段和文献类型等字段,经标引加工后每周(周二至周六)增加到 MEDLINE 中,同时从 PreMEDLINE 中删除。文献记录标有[PubMed-in process]的标记。

3. Record supplied by Publisher

由出版商直接提供的电子版文献,该库中的记录每天向 PreMEDLINE 传送,这些文献记录后标有[PubMed – as supplied by publisher]的标记。

(二)PubMed 检索系统主要功能

1. 词汇自动转换功能

PubMed 设有词汇自动转换功能(Automatic Term Mapping),当在 PubMed 主界面的检索输入框中键入检索词,系统将按顺序与 MeSH Translation Table(主题词转换表)、Journal Translation Table(刊名转换表)、Phrase list(短语列表)、Author Index(著者索引)四种索引匹配,并转换成索引中相应的词进行检索。可通过点击检索结果页面的"Details"按纽,查看系统进行词汇转换后的详细检索策略。

2. 截词检索功能

允许使用符号" ＊ "进行截词检索,以提高查全率。例如,输入"infect ＊ ",可检出"infection""infections""infected"等单词,各词之间用逻辑符"or"连接。使用截词检索时,PubMed 会关闭"Automatic Term Mapping"。

3. 强制检索功能

PubMed 会自动使用词汇转换功能将短语分解成单词,用逻辑运算符"and"连接并在全部字段中检索。因此,PubMed 则使用双引号强制系统进行短语检索。例如,键入带有双引号的"lung cancer",系统会将其作为一个不可分割的词组在数据库的全部字段中进行检索。使用双引号检索时,会自动关闭词汇转换功能。

4. 链接功能

PubMed 的链接功能,可链接相关文献、链接 NCBI 数据库、链接外部资源及相关图书。PubMed 与 NCBI 的 Protein(蛋白序列)、Nucleotide(核酸序列)、Structure(分子结构模型)、Popset(种群、种系发生或突变序列)、Genome(基因组序列)五个数据库建立了超链接。PubMed 系统中每条文献记录中均有相关文献链接,还提供从检索结果到期刊全文、生物学数据库、序列中心等链接。

二、检索方法

PubMed 主界面可分为两个区:检索功能区、辅助功能区,如图 4 – 1 所示。PubMed 还提供了 My NCBI 个性化服务。

PubMed 主界面可选择 PubMed,Protein,Nucleotide 等 NCBI 提供的 40 多个数据库其中的一个或全部数据库进行检索。PubMed 主要检索方法有基本检索、高级检索、限定检索、主题词检索、期刊检索、临床查询等。

(一)基本检索

PubMed 默认界面,在检索框内可输入一个或多个检索词(多个检索词之间默认关系为"and"),也可输入逻辑组配检索式,然后点击"Search"按钮或回车即可进行检索,如图 4 - 1 所示。

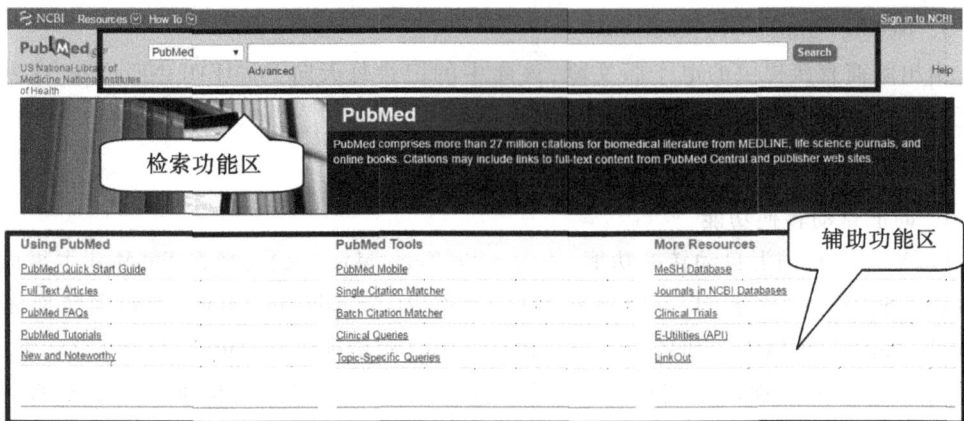

图 4 - 1　PubMed 主界面

1. 可检索字段

在检索词后限定字段标识符,可以提高查准率。PubMed 数据库常用的检索字段有作者地址[AD]、作者[AU]、摘要[AB]、文献语种[LA]、篇名[TI]、出版类型[PT]、期刊名称[TA]、基金号[GR]、国际标准连续出版物号[ISSN]、出版日期[DP]等。例如,查找作者 Bonnie W. Ramsey 发表的文献,可输入 Ramsey BW[AU],查找中文文献则输入 Chinese[LA],查找期刊 Journal of Biological Chemistry 上发表的文献,可输入 J Biol Chem[TA]。

2. 布尔逻辑运算符

可使用布尔逻辑运算符"and""or""not"连接检索词进行检索,要求大写,运算顺序是从左到右,可用小括号实现优先运算。

(二)限定检索

PubMed 的限定检索默认显示在检索结果界面左侧。系统提供限定选项有 Article types(文献类型)、Text availability(文本可利用性)、PubMed Commons(PubMed 共享)、Publication dates(出版日期)、Species(种类)、Languages(语种)、Sex(性别)、Ages(年龄)等限定检索范围选项,可根据检索需要,限定检索项目及其范围,提高查准率。例如:查找有关综述类肺癌的相关文献。可在基本检索区输入"lung cancer"点击"Search",在检索结果界面的左边栏可显示出限定检索,再对文献类型限定为综述即可,如图 4 - 2 所示。

(三)高级检索

点击"Advanced"按钮,进入高级检索界面,高级检索界面主要由检索构造区(Search Builder)和检索史区(History)组成,如图 4 - 3 所示。高级检索提供更为准确、高效的检索功能。

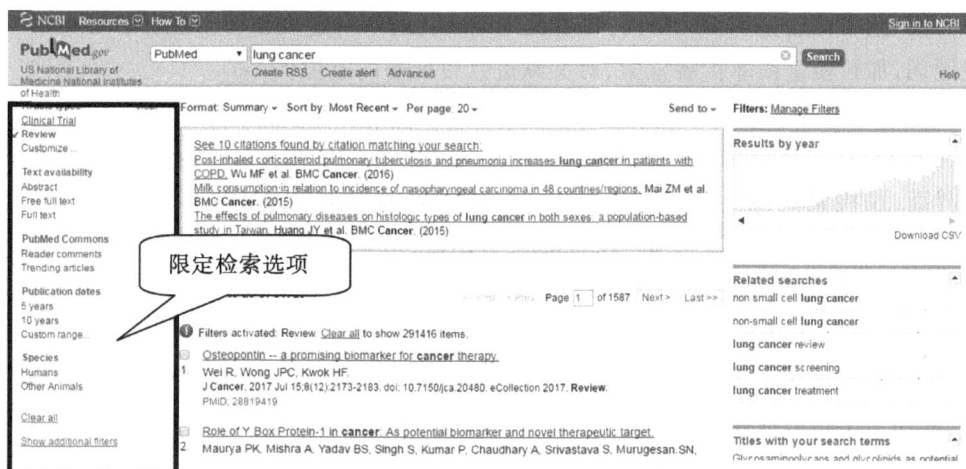

图 4 – 2   PubMed 限定检索界面

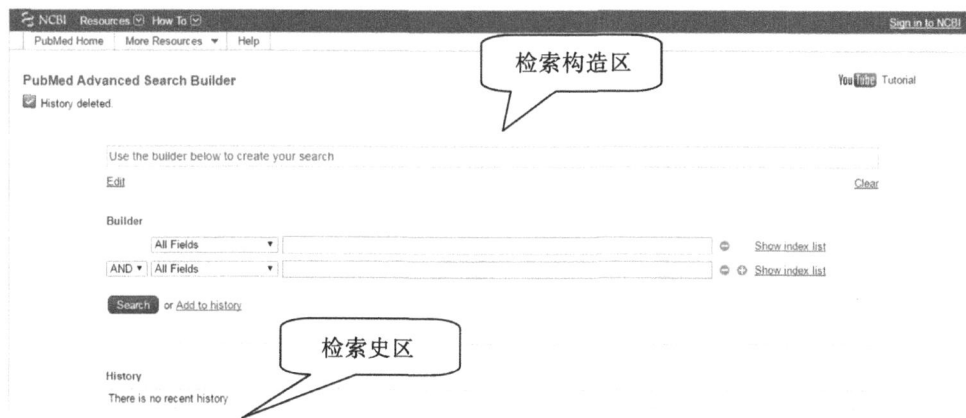

图 4 – 3   PubMed 高级检索界面

1. 检索构造区

在该区可通过点击"Edit"按钮,直接输入检索词或检索式进行检索,也可实现多个字段组合检索,同时结合检索史操作,完成复杂的布尔逻辑运算。检索时,先选择检索字段,输入检索词,如点击输入框后的"Show index list",可显示该检索词相关索引词,帮助正确选词。

2. 检索史区

在该区显示检索史,包括检索式序号、检索式、检索结果数及检索时间,同时包括在基本检索、限定检索中使用的检索式,可执行逻辑运算。

(四)主题词检索

MeSH 是美国国立医学图书馆用于标引文献的主题词表,能帮助读者优化检索策略,达到更佳检索效果,是 PubMed 数据库的一个特色检索功能。通过 MeSH Database,可以从自由词、款目词引见到 MeSH 词,可看到 MeSH 词的学科定位和历史注释。还可以组配副主题词,加权检索或非扩展检索,对文献进行更准确的定位。

1. 单个主题词检索

在 PubMed 主界面的"More Resources"菜单中选择"MeSH Database",即进入主题词检索界面,在检索式输入框内输入检索词,如输入关键词"nosebleed(流鼻血)",点击"Search"。返回页面中第一个词"Epistaxis(鼻出血)",即为该词的主题词形式,该页面则会显示该词匹配的副主题词和树状结构表,展示该词在学科中的上下隶属关系。例如,勾选副主题词"durg therapy"后,点击"Add to search builder"按钮,系统即可将"Epistaxis/drug therapy"[MeSH]送入"PubMed Search Builder"构造区中,点击"Search PubMed"按钮,完成单个主题词检索,如图 4-4 所示。检索时若勾选多个副主题词,系统默认多个副主题词之间为逻辑"or"的关系。

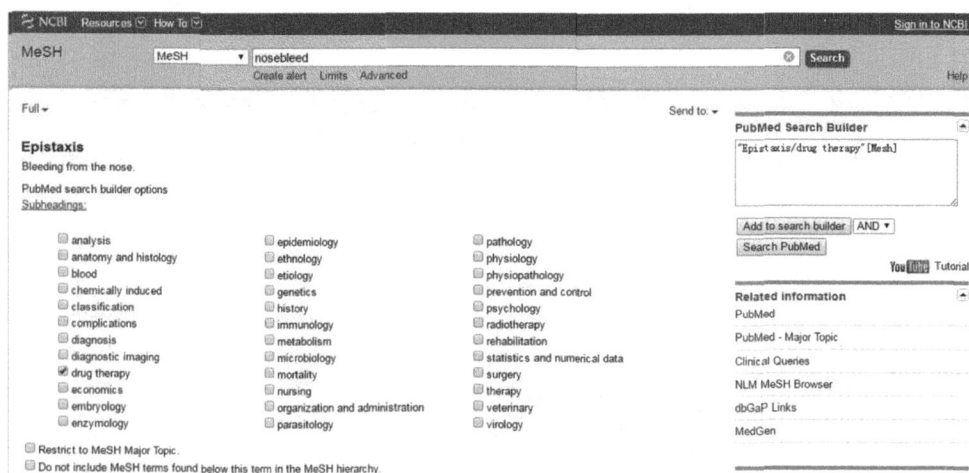

图 4-4　PubMed 主题词检索界面

2. 多主题词检索

若检索题涉及多个主题词,可分别检索单个主题词,然后在高级检索的检索史中用布尔逻辑运算;也可通过主题词检索界面直接将多个主题检索式选择布尔逻辑"and""or""not"连接,然后添加到检索构造区内进行检索。

(五)期刊检索

在 PubMed 主界面的"More Resources"菜单中选"Journals in NCBI Database",即进入期刊检索界面(图 4-5),检索框中可输入刊名全称、刊名缩写、国际标准连续出版物号(ISSN)、检索词等进行检索,此外还可进行限定检索和高级检索,如图 4-5 所示。可获得期刊的详细信息,包括出版者、出版年、出版国、语种等,也可检索 PubMed 中收录的该期刊的所有文献。在期刊检索界面,还可检索 NCBI 目录、按学科和期刊列表进行浏览,提供 LinkOut 服务,可从 PubMed 和其他 Entrez 的数据库直接链接到 Entrez 系统以外的期刊信息。

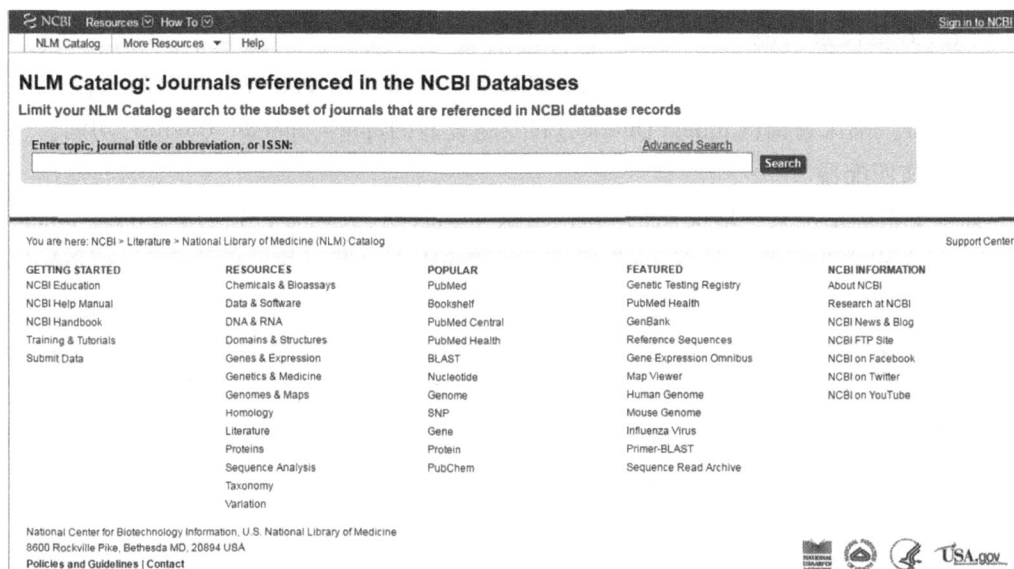

图 4 – 5　PubMed 期刊检索界面

（六）临床实验检索

在 PubMed 主界面的"More Resources"菜单中选"Clinical Trials"，即进入临床实验检索界面，如图 4 – 6 所示。在此检索界面提供临床实验结果、临床实验背景及报告等更多的详细信息查询。

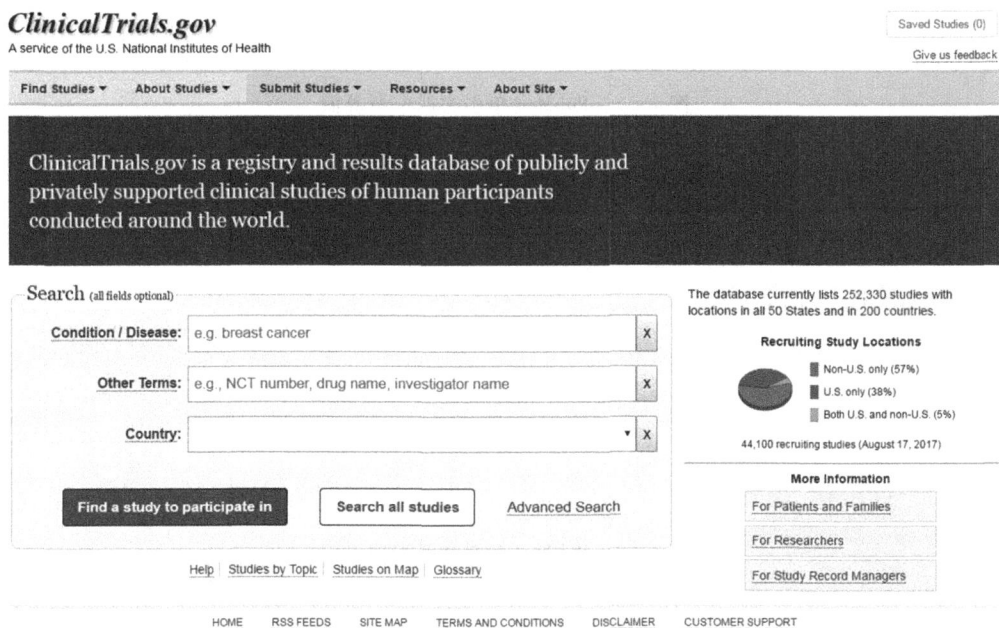

图 4 – 6　PubMed 临床实验检索界面

（七）其他检索功能

在 PubMed 主界面的"PubMed Tools"菜单中有快速启动 PubMed、引文匹配器（Citation Matcher）、临床查询（Clinical Queries）和专题查询（Topic – Specific Queries）功能。

1. 引文匹配器

如果要精确定位某一篇文献的刊名、出版年、卷、期、页码等，可使用"Single Citation Matcher"（单引文匹配器），如图 4 – 7 所示。在 PubMed 主界面的辅助检索区的"PubMed Tools"中点击"Single Citation Matcher"，在引文匹配页面中，输入相应的刊名、出版年、卷、期、页码、著者等信息即可。如果要检索一批文献的记录，则可以使用"Batch Citation Matcher"（多引文匹配器），如图 4 – 8 所示。在此界面，要一次输入多条文献信息，但输入内容必须按照规定格式：刊名缩写|年|卷|起始页|著者|关键词|，其中刊名和著者姓名必须是 MEDLINE 的标准缩写形式，某项信息缺失可不填，但"|"不能省略。

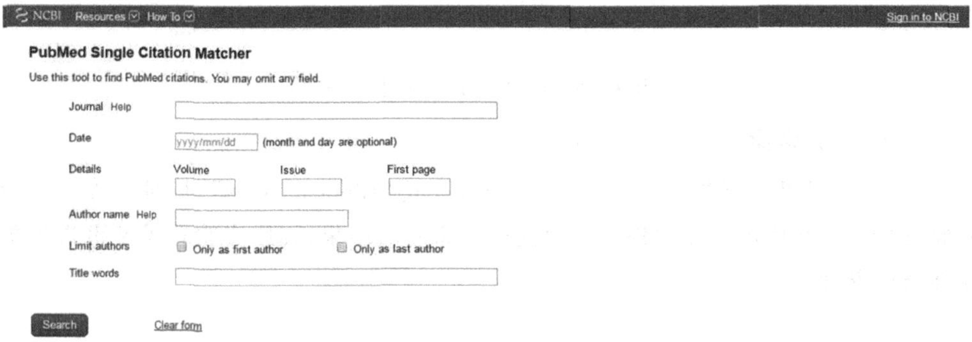

图 4 – 7　PubMed 单引文匹配器界面

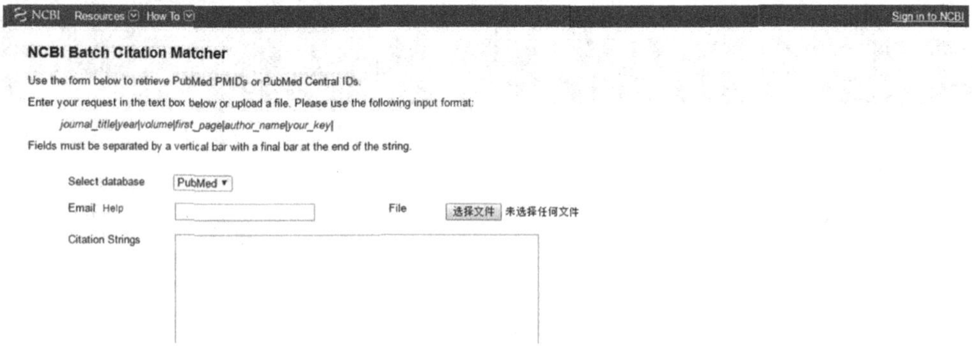

图 4 – 8　PubMed 多引文匹配器界面

2. 临床查询

在 PubMed 主界面的辅助检索区的"PubMed Tools"中点击"Clinical Queries"，即可进入临床查询界面，如图 4 – 9 所示。在此检索界面提供"Clinical Study Categories"（临床研究分类）、"Systematic Reviews"（系统综述）和"Medical Genetics"（医学遗传学）三个过滤

器,将 PubMed 检索结果进行细化过滤出来,方便临床医生快捷方便地检索到自己感兴趣的文献。

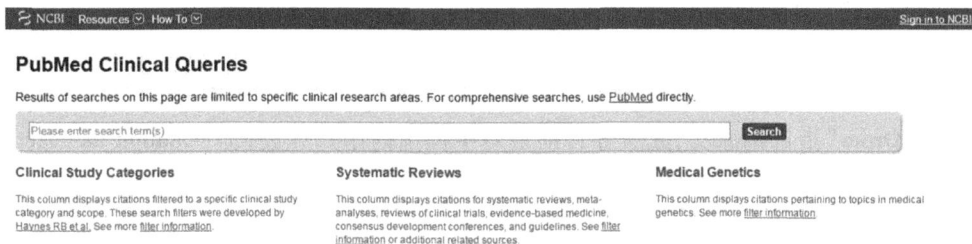

图 4 - 9 PubMed 临床查询界面

3. 专题查询

专题查询汇总整合了 PubMed 提供的其他专题检索功能,提供不同学科专题,如艾滋病、毒理学、癌症等子集信息检索,链接不同期刊。

三、检索结果处理

(一)检索结果显示

PubMed 检索结果的默认显示"Summary"格式,即题录格式,包括标题、作者、出处和 PMID 号。如要修改,可在任一检索结果页面的上方,点击"Format""Sort by"" Per page"下拉菜单,对显示格式、分类排序、每页显示题录数量进行选择,检索结果即可按照所选择的类型进行显示,如图 4 - 10 所示。

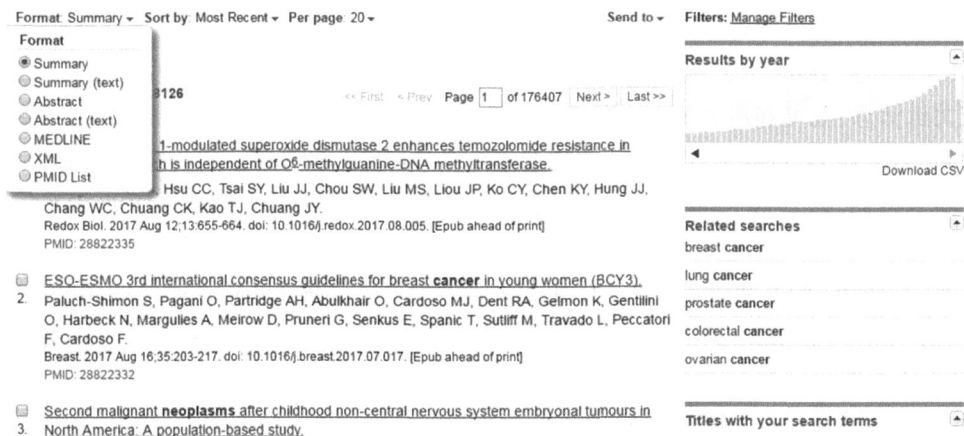

图 4 - 10 PubMed 检索结果显示设置界面

(二)检索结果保存和输出

1. 题录下载

在检索结果显示页面上的"Send to"下拉菜单中提供了多种保存方式。下载题录时,先在所需题目前的复选框进行勾选,如果不选,则默认为全选。然后在"Display Settings"

中设置保存的记录格式,最后在"Send to"中选择保存方式。其中保存方式有以下几种:①"File"是指将文献保存到指定的文件夹;②"Collections"是指将文献保存到 My NCBI 中的"Collections";③"Clipboard"是指将文献保存到 PubMed 临时剪贴板中,临时剪贴板一经创建,将出现在检索页面的右上角;④"E‐mail"是指将文献发送到指定的电子邮箱;⑤"My Bibliography"是指按标准参考文献格式将文献保存到 My NCBI 中的"My Bibliography";⑥"Order"指订购原文,此服务目前未对中国国内用户开放;⑦"Citation manager"生成与外部引用管理软件一起使用的文件。

2. 相关链接

在任一检索结果页面,PubMed 提供了丰富链接。点击"Free PMC Articles"可查找该结果在 PMC 的免费全文;点击"Find related data"可查找相关数据库;点击"Search details"可查看系统执行的具体检索式;点击"Recent activity"可查看最近的检索式;点击记录中的刊名,可查找该刊的全部文献或该刊的具体信息;点击著者链接,可查找该著者发表的所有文献;点击"Related citations"可链接到相关文献。

四、个性化服务

(一)My NCBI

注册 My NCBI 后,利用 My NCBI 功能可以保存检索式,并且可以设定对保存的检索式进行自动更新检索并将检索结果发送到指定的 E‐mail 邮箱。另外,过滤器(Filters)设置功能,可设置在 PubMed 检索结果中自动滤出综述文献、临床试验、英文文献、免费全文、带文摘的文献、最近五年发表的文献等。My NCBI 还提供了一定的存储空间(Collections),用户可将检索结果存入其中,每次最大量 500 条。

(二)RSS 推送服务

PubMed 从 2005 年 5 月开始提供 RSS 服务。用户如果需要经常获取有关某课题的最新文献信息,就可利用 PubMed 的 RSS 服务。具体做法是:用户先根据自己的课题要求进行 PubMed 检索,在检索结果页面上方选择""按钮,然后选择限定更新的记录数量并确定 RSS 文件名称,点击"Create Feed"按钮即可在 PubMed 服务器上创立相应的 RSS 文件。在随后显示的页面中,点击 XML 图标将弹出新页面,此时将浏览器地址栏中的 URL 复制并粘贴到自己的 RSS 阅读器中,建立相应的频道,便可使用 PubMed 提供的 RSS 服务。此后,用户不需登录 PubMed 网站检索,只需利用自己的 RSS 阅读器就可自动获取 PubMed 中有关该课题的更新文献信息。如果用户超过 6 个月没有访问该 RSS 文件,PubMed 服务器会将其予以自动删除。

第二节　ProQuest 健康医学期刊全文数据库

一、概况

ProQuest 健康医学期刊全文数据库(简称 PHMC)是美国 Bell & Howell Information

and Learning 公司针对医疗卫生和生命科学领域开发、编辑出版的医学期刊全文网络数据库。收录全球著名出版商出版的 3600 多种出版物,全文出版物 3000 多种,910 多种期刊含有 MEDLINE 索引,1100 多种刊物被 SCI 收录,超过 1639 万条文献记录。文献内容涵盖基础医学、临床医学、心血管系统疾病、呼吸系统疾病、消化系统疾病、内分泌及全身性疾病、外科学、泌尿科学、妇产科学、儿科学、神经病学、精神病学、肿瘤学、眼科与耳鼻咽喉科、口腔科学、皮肤病与性病、药学、麻醉学、放射学等学科领域。

PHMC 数据库网址 http://search. proquest. com,系统将自动识别获授权用户客户端的 IP 地址,验证通过即可自动登录数据库,用户可阅读和下载已订阅的相关数据库资源。

二、检索方法

PHMC 数据库提供检索方式:基本检索、高级检索、出版物检索、图和表检索。数据库检索界面有十多种语言显示,检索时则应使用英文检索词,本节使用中文显示界面讲解。

(一)基本检索

在基本检索框中可输入单词、词组、短语或检索式,然后按回车或点击" 🔍 "按钮,即可进行检索,如图 4 – 11 所示。基本检索可使用以下常用检索技巧。

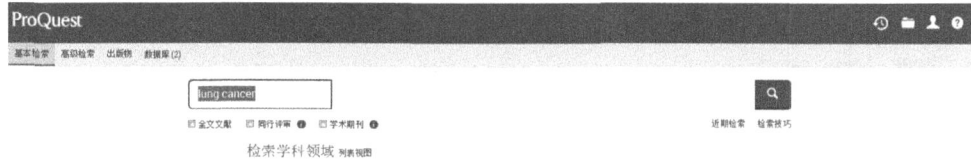

图 4 – 11　PHMC 数据库基本检索

1. 算符

基本检索可使用布尔算符"and""or""and not"构建检索式,如检索表达式"Lung Cancer and Diagnosis""Hepatitis b virus or HBV""Arthritis and not Rheumatoid"。PML 数据库支持使用通配符"?"和截词符"＊"来代替检索词中的字母,例如,键入"wom？n"可查找到"woman""women"和"womyn"等单词的文章;键入"educat＊"可查找到"educator""educated"和"education"等单词的文章。

2. 短语检索

短语检索是使用引号将多个检索词组织成特定的短语完成检索任务。这种固定词组检索,系统将查找检索短语出现顺序完全相符的文章。如果检索短语只有两个单词,系统会自动将其视作短语(即如同用引号引起来),但检索短语是三个以上的单词,则必须用引号引起来,否则系统会将短语视为用"and"连接起来的单词,其检索结果与检索要求大不相同。

3. 字段检索

在数据库记录中指定可检索字段查找,格式为字段代码(检索词),如 AU(Michael Kinsley)、TI(HCC)等。

4. 限定检索

在基本检索窗口可选择一个或多个限定检索条件,进行优化检索,减少二次检索操作,提高检索效率。限定检索项有全文文献、同行评审和学术期刊,如图4-11所示。

(二)高级检索

PML 主界面点击"高级检索"按钮便可切换到高级检索界面,如图4-12所示。高级检索提供多个检索输入框,点击"添加行"或"删除行"可增加或删除一个检索输入框。使用数据库提供的多个输入框,输入检索词或短语,选择运算符,然后从下拉菜单中选择更多检索选项,即可在一个页面快速集中检索。高级检索界面提供更多的检索选项,如限定条件、出版日期、MeSH 主题、主题词、出版物类型、文档类型及特征、语言、年龄段等。

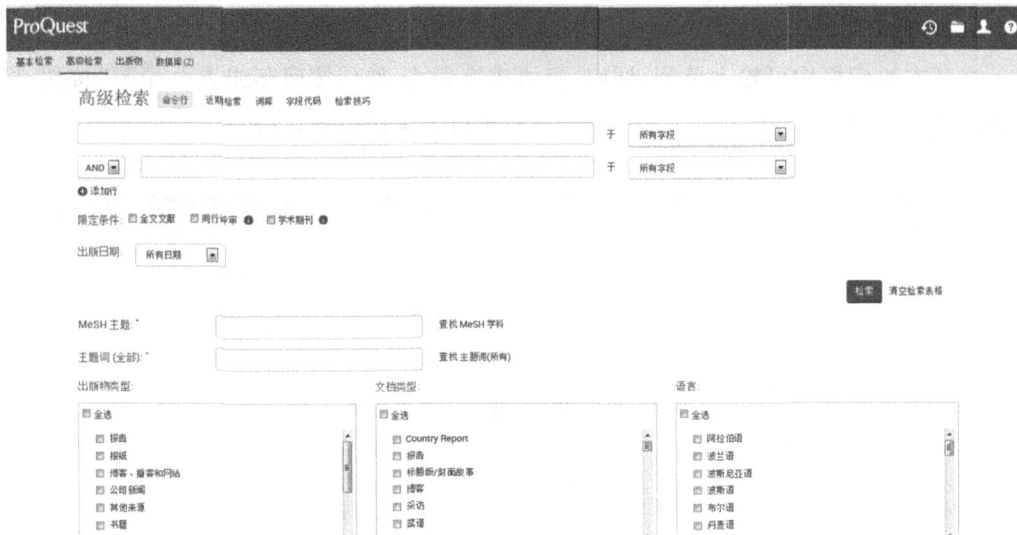

图4-12　PHMC数据库高级检索界面

此外,高级检索界面还提供命令行、近期检索、词库、字段代码等检索方式。

1. 命令行

在高级检索界面点击"命令行"按钮,即可进入命令行检索界面,可使用运算符将以检索词为目标的不同字段组合起来,构建精确的检索,如图4-13所示。例如,查找作者Smith 发表的有关护理方面的文献,可输入检索命令:TI(nursing) and AU(smith)。

2. 近期检索

在高级检索界面点击"近期检索"按钮,系统显示用户检索历史。点击检索式可对该检索式进行重新检索;选择一个或多个检索式,点击"删除检索史"可删除检索式,也可对检索式进行"与""或""非"逻辑组配检索。

3. 词库

在高级检索界面点击"词库"按钮,系统提供"MeSH 2017 Thesaurus"和"ProQuest the-saurus"两个词库。可输入检索词和按 AZ 字母顺序浏览两种方式。词库是一种学科词表的控制词汇,用于分类和组织 ProQuest 数据库中包含的信息,协助确定学科词表,如图 4-14 所示。

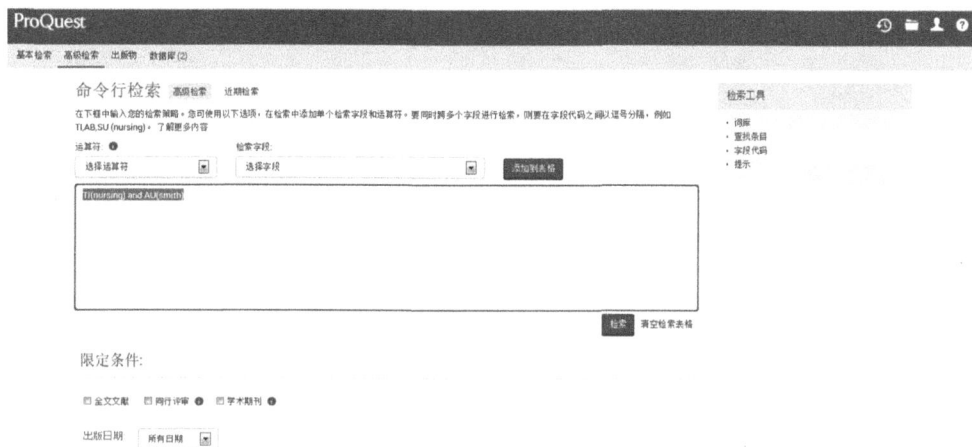

图 4-13 PHMC 数据库高级检索命令行检索界面

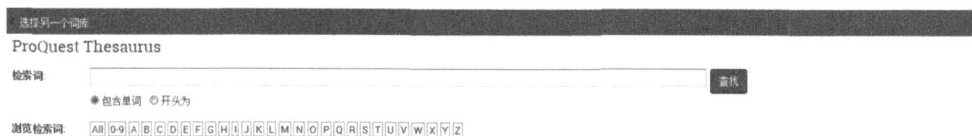

图 4-14 PHMC 数据库高级检索词库

4. 字段代码

在高级检索界面点击"字段代码"按钮,可了解本数据库中通用字段代码,如频繁使用的检索字段、检索限制项的字段、高级检索字段代码、命令行检索字段代码。更能正确地使用字段代码来创建精确的检索。

5. 检索技巧

在高级检索界面点击"字段代码"按钮,在此处介绍检索语法、字段代码和检索技巧,帮助用户更好地使用 PHMC 数据库。

(三)出版物检索

出版物检索通过在"出版物列表"字顺列表中单击英文字母选择感兴趣的出版物,也可以通过在检索框中输入单词或短语,然后点击"检索"按钮,检索相关出版物,即可浏览该期刊某一卷期的文章,如图 4-15 所示。同时,还能实现刊内检索,进一步在该期刊中输入检索词或者设置时间、全文文档等,如图 4-16 所示。

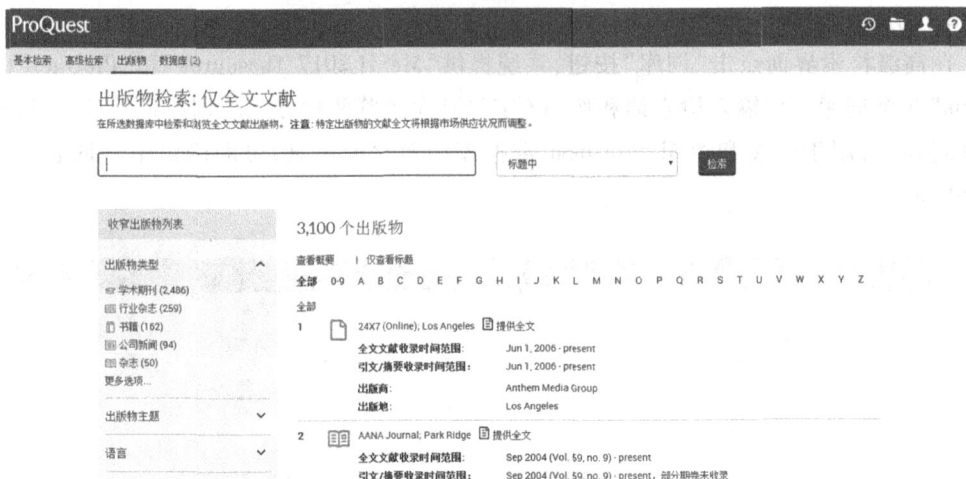

图 4 - 15　PHMC 数据库出版物检索

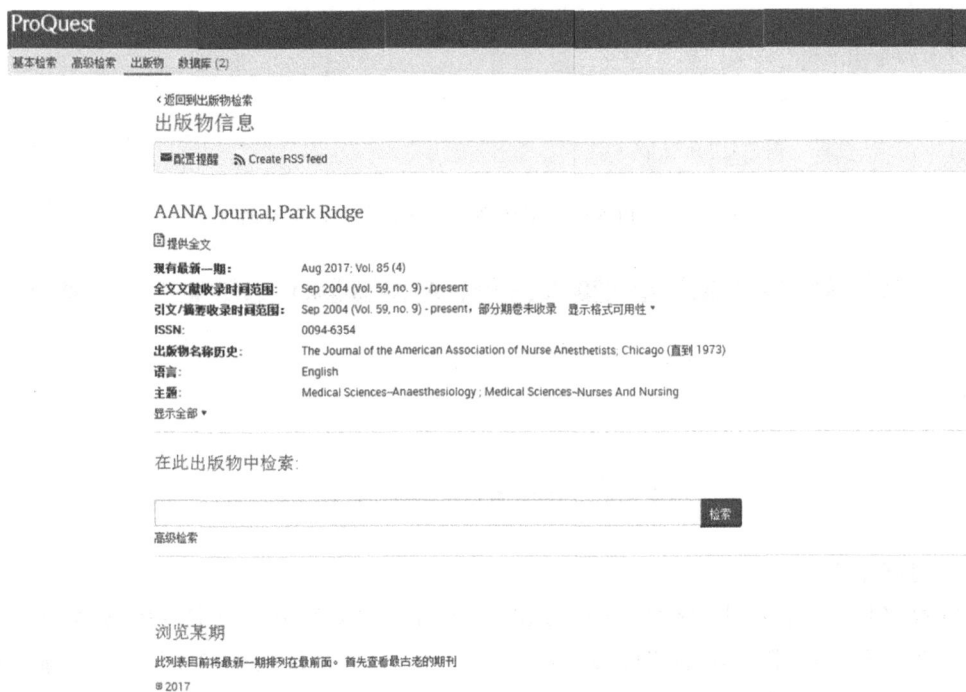

图 4 - 16　PHMC 数据库出版物内检索

三、检索结果处理

1. 阅读文献

要在检索结果列表中阅读某一篇文档,只需单击相应文档的篇名即可。PML 数据库有以下几种文献阅读类型:全文文献、全文 - PDF 格式、摘要/索引、参考文献等。

2. 标记、打印及下载文献

单击文章篇名和编号旁的复选框,PHMC 会自动将文章添加到标记过的列表中"保存的文章"区域。标记过的文献可以电子邮件发送,也可以打印或下载。

3. 在检索结果中检索或者排序

在检索结果显示页面,可以按文章发表时间和关联度排列检索结果,也可以进一步限定检索条件,或者从文献来源缩小检索范围。

第三节 SpringerLink 全文数据库

一、概况

SpringerLink 数据库由德国 Springer(施普林格)科技出版集团出版,提供期刊、图书、丛书、实验室指南和参考书的在线服务。涉及学科有生命科学、医学、数学、化学、计算机科学、经济、法律、工程学、环境科学、地球科学、物理学与天文学等。目前,SpringerLink 拥有 2700 余种在线全文电子期刊、100000 余种电子图书、4000 余种电子丛书、300 余种在线参考工具书和 30000 余种实验室指南等资源。

SpringerLink 数据库网址为 https://link.springer.com,获 SpringerLink 授权的用户,系统将自动识别客户端的 IP 地址,验证通过即可自动登录数据库,用户可阅读和下载订阅的相关数据库全文资源。另外,也可以访客的身份进入数据库,免费获得资源的目录信息和文摘。

二、检索方法

SpringerLink 系统提供浏览和检索两种检索方法。页面的右上部可以选择界面的语言,通过选择对应的语言变化成相应的语言界面,如图 4-17 所示。

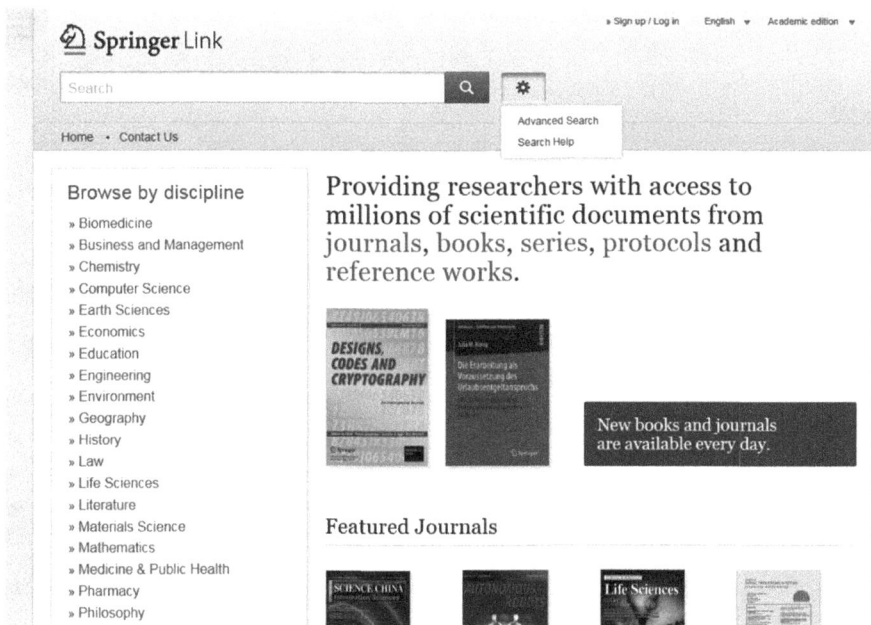

图 4-17 SpringerLink 数据库主页

（一）浏览

通过浏览，得到一个较宽泛的检索结果，然后结合检索需求，进行二次检索。可通过内容类型、学科分类、语种等检索条件进一步限定。

1. 学科浏览

SpringerLink 数据库的学科分类包括生物医学（Biomedicine）、商业与管理（Business and Management）、化学（Chemistry）、计算机科学（Computer Science）、地球科学（Earth Sciences）、经济学（Economics）、教育学（Education）、工程学（Engineering）、环境学（Environment）、地理学（Geography）、历史（History）、法律（Law）、生命科学（Life Sciences）、文学（Literature）、材料科学（Materials Science）、数学（Mathematics）、医学与公共卫生（Medicine & Public Health）、药学（Pharmacy）、哲学（Philosophy）、物理（Physics）、政治学与国际关系（Political Science and International Relations）、心理学（Psychology）、社会科学（Social Sciences）、统计学（Statistics），如图 4 - 17 所示。

在学科浏览界面可通过系统学科主题类名逐级选择浏览文献，也可在输入框中输入检索词进行检索。例如，在学科中选择点击"Pharmacy"（药学）按钮后弹出页面，页面左侧"Subdiscipline"下面可在学科分支中逐级选择更细的学科，例如在列表中选择"Organic Chemistry"（有机化学），还可在页面中进一步检索和选择内容类型，右侧显示检索结果详细资源信息列表，如图 4 - 18 所示。

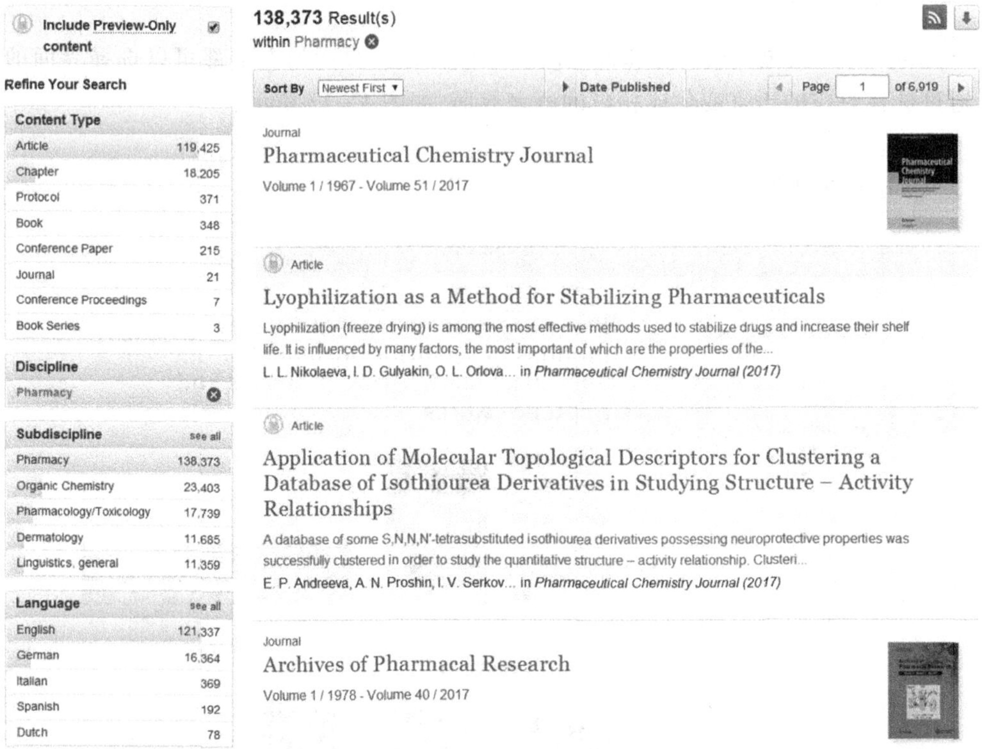

图 4 - 18　SpringerLink 学科浏览检索界面

2. 内容类型浏览

内容类型有期刊(journals)、图书(books)、丛书(series)、实验室指南(protoclos)、参考工具书(reference works),可从其文献列表中进行浏览,如图4-19所示。点击不同出版物类型后,还可在每种出版物页面中输入检索词进行检索文献。

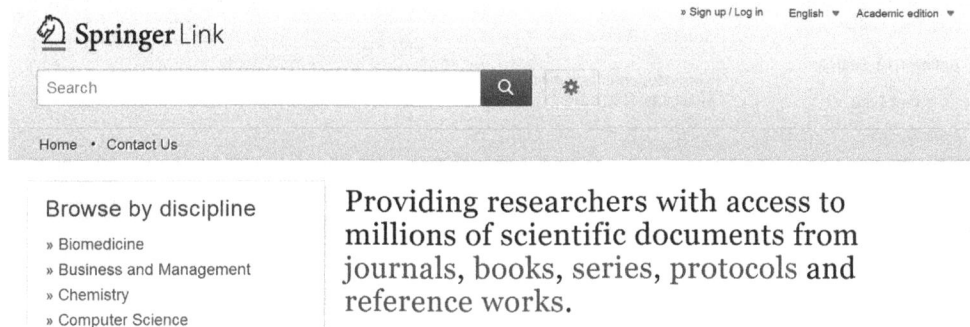

图4-19 SpringerLink 内容类型浏览检索

(二)检索

检索包括基本检索和高级检索两种方式。

1. 基本检索

基本检索是 SpingerLinks 系统默认状态,如图4-20所示。在基本检索界面,在输入框中可输入检索词检索或使用逻辑运算符"and""or""not"构建表达式进行组合检索,同时可使用截词符"*"扩展检索范围,系统中如使用英文双引号作为词组检索算符,在检索时将英文双引号内的几个词当作一个词组来看待。

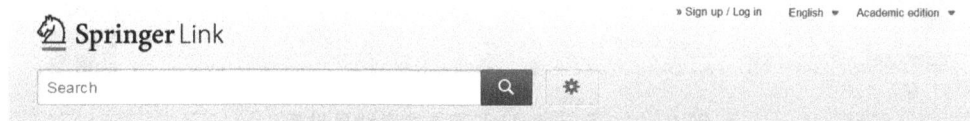

图4-20 SpringerLink 基本检索界面

例如,在基本检索输入框输入检索词"lung cancer"后,点击" 🔍 ",即会显示基本检索结果。在检索结果页面中我们可使用系统提供的过滤器进一步缩小检索结果,即使用内容类型、学科分类、语种、出版时间等检索项进一步精确检索,如图4-21所示。

2. 高级检索

点击"Advanced Search"按钮,进入高级检索页面。可对内容、篇名、作者及出版时间等不同的检索范围进行限定,以达到精确检索的目的,如图4-22所示。多个检索条件之间的逻辑关系为"and",并可按不同的要求对检索结果排序。

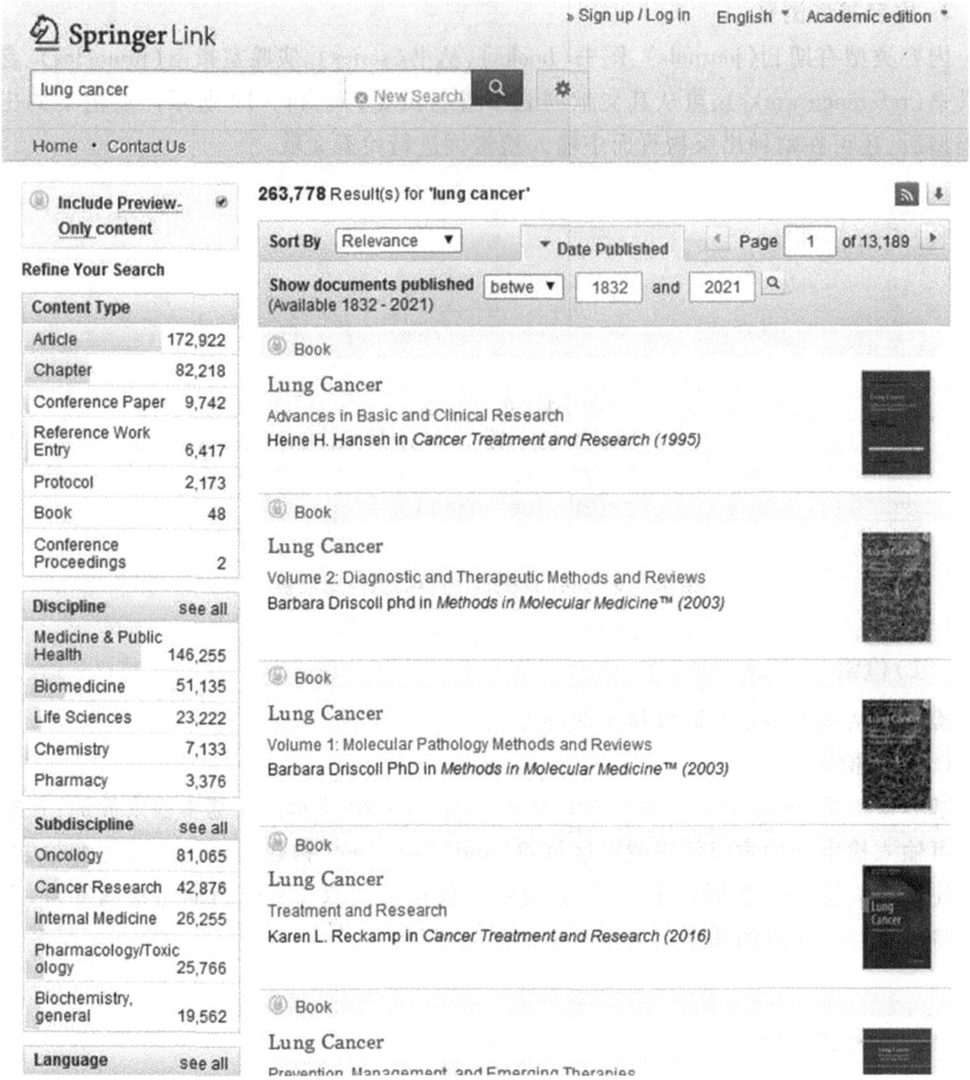

图 4 – 21　SpringerLink 基本检索结果界面

三、检索结果处理

1. 检索结果显示

检索结果以文献题录列表的形式显示。题录下方有 PDF 及 HTML 格式的全文链接，可直接点击阅览、下载。检索结果还可以选择根据相关度、出版时间进行排序。

2. 检索结果输出

可以点击检索结果的篇名进入该文献其他格式显示，也可以进行整刊检索。可对检索结果进行 E-mail、存盘、打印输出检索结果。

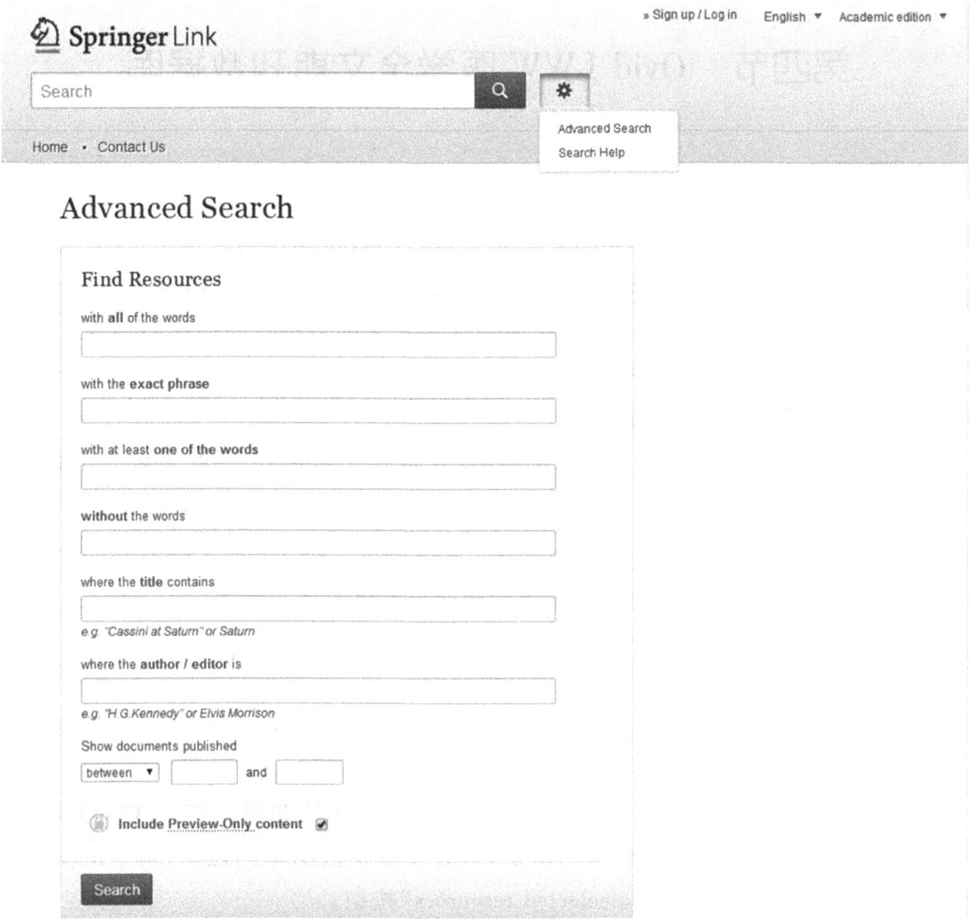

图 4 - 22　SpringerLink 高级检索界面

四、个性化功能

用户必须要注册和建立个人账号才能使用个性化功能。在 SpringerLink 每个界面均可见用户登录按钮。登录个人账号后就可以使用 My SpringerLink 个性化服务功能。

1. 收藏服务

用户可建立个人收藏夹,收藏感兴趣的文献。如选择喜爱或经常使用的出版物添加到"收藏条目",打开个人收藏夹,即可直接找到感兴趣的期刊。

2. 定题服务

在数据更新时,系统会定时、自动地将符合检索策略(保存在个人账户)的最新文献(包括在 Online First 的内容)发送到指定 E-mail。

3. RSS 服务

用户可以在客户端借助于支持 RSS 的聚合工具软件,在不打开网站内容页面的情况下阅读支持 RSS 输出的网站内容,有利于用户获取网站最新信息。

第四节 Ovid LWW 医学全文期刊数据库

一、概况

Ovid 公司(OVID Technologoes INC)是世界著名的数据库提供商,2001 年 6 月与银盘公司合并后成为一家全球性的电子数据库出版公司。Ovid 平台目前包涵生物医学、人文、科技等多领域数据库数百种。其中与生物医学有关的数据库有临床各科专著及教科书(Book@ Ovid)、循证医学(EBMR)、Medline、EMBASE、Biosis 及医学期刊全文数据库(Journals@ Ovid. fullText)等。

Ovid 平台提供 60 多个出版商出版的科学、技术及医学期刊 2800 多种,包括 Lippincott Williams & Wilkins 等出版社出版的期刊。这些期刊大多被 SCI 数据库收录,均为高质量的学术类期刊。其中,Lippincott Williams & Wilkins(LWW)数据库共收录 280 种生物医学期刊,为医生、护理人员和医学生提供高质量的医学文献资源。

二、检索方法

Ovid 平台能同时对不同类型的文献资源,包括电子期刊、电子图书和多媒体,可实现统一跨库检索。

首先,登录 Ovid 平台(http://ovidsp. ovid. com/autologin. html),进入 Ovid 的数据库选择页面,单击任一数据库名即可进入检索,如需在多个数据库内检索,则单击复选数据库名前的小方框,然后点击"Open selected resources"按钮。

OvidSP 检索平台界面清晰明快,主要提供以下几种检索方法:基本检索(basic search)、常用字段检索(find citation)、检索工具(search tools)、字段检索(search fields)、高级检索(advanced search)、多个字段检索(multi-field search),如图 4 - 23 所示。

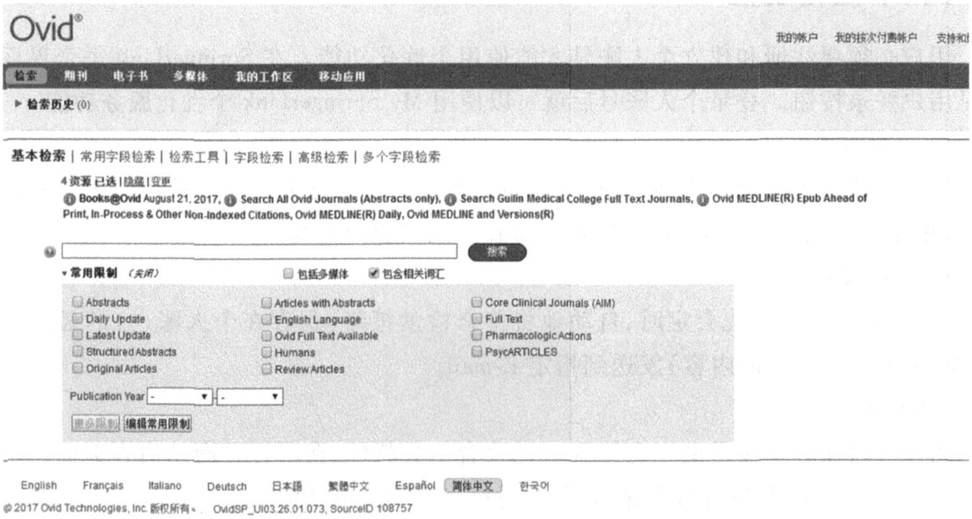

图 4 - 23 Ovid LWW 数据库检索界面

1. 基本检索

基本检索是系统默认的检索模式,在基本检索界面的检索输入框中输入检索词或短语,即可进行检索,如图 4-23 所示。通过点击检索输入框下面常用限制括号中的"点击展开",可以选择限定选项文献类型、检索年限等条件进行限制检索。

基本检索支持布尔逻辑运算符"and""or""not",截词检索"$"或"*",通配符"#"或"?"。系统可扩展相关词检索,提高文献查全率。

2. 常用字段检索

常用字段检索用于已知文献的特征资料查找文献,如篇名、著者姓名、刊名、期刊的年、卷、期、DOI 等,如图 4-24 所示。检索期刊时必须输入全称,检索著者时,姓名输入必须姓全称在前,名首字母在后。刊名和著者姓名均可选择截词检索。

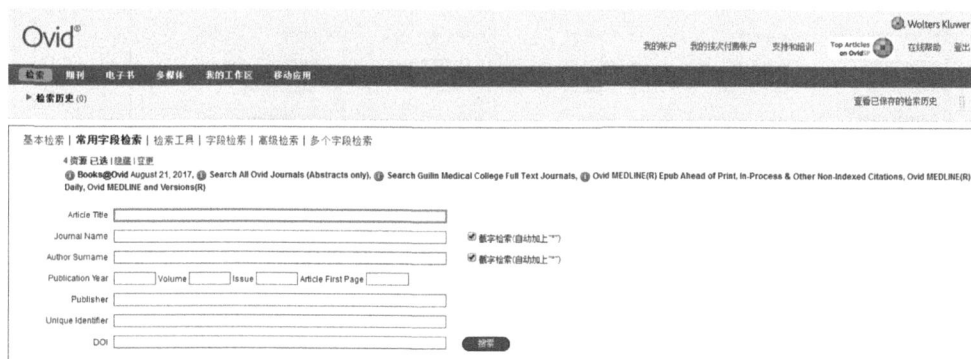

图 4-24　Ovid LWW 数据库常用字段检索界面

3. 检索工具

系统提供控制词汇、索引词典、目录等特殊检索工具来执行检索,如树形图、轮排索引、主题词说明、扩展检索、副标题。用于了解输入检索词有关的主题词,主题词的定义、注释、历史变更、适用范围等,以及进行下位词扩展检索,如图 4-25 所示。

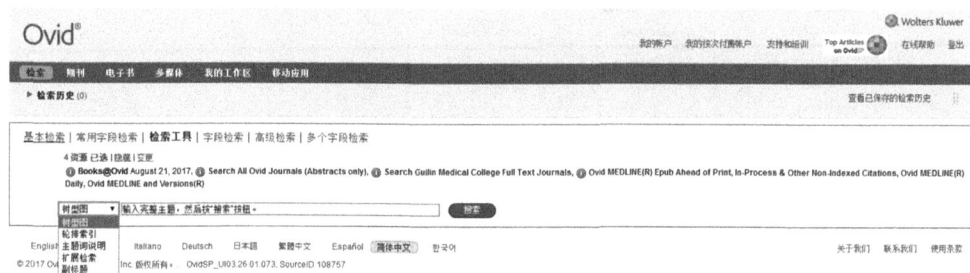

图 4-25　Ovid LWW 数据库检索工具界面

4. 字段检索

系统包括著者、文摘、标题、刊名、机构、文献类型、ISSN、DOI 号码等检索词字段,字段检索可选择单个或多个字段,在输入框中输入检索词或词组进行检索。字段检索有常用字段和所有字段选择,可点击加入(＋)或移出(－)将该字段加入或移出"常用字段",如图 4－26 所示。

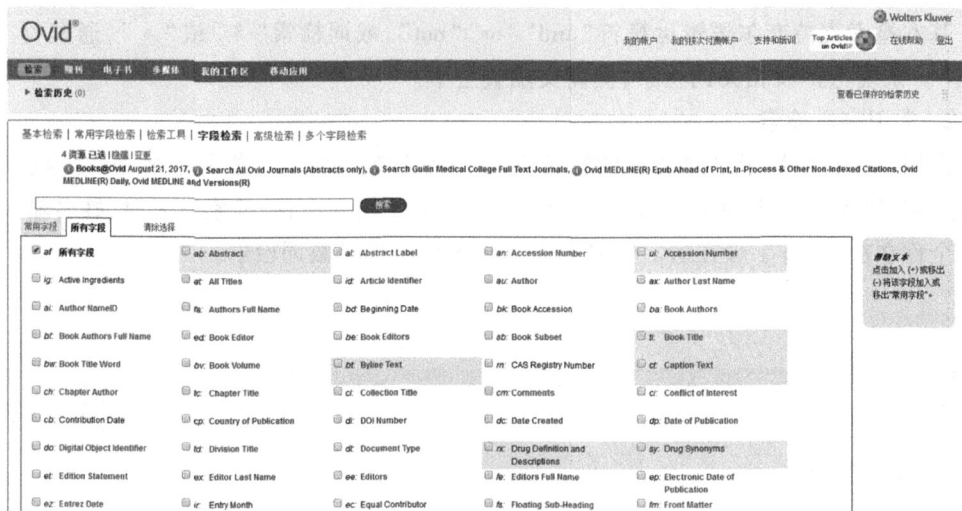

图 4－26　Ovid LWW 数据库字段检索界面

5. 高级检索

高级检索提供关键词检索、作者检索、标题检索、期刊检索、书名检索途径,同时,还可以进行限制检索,如图 4－27 所示。

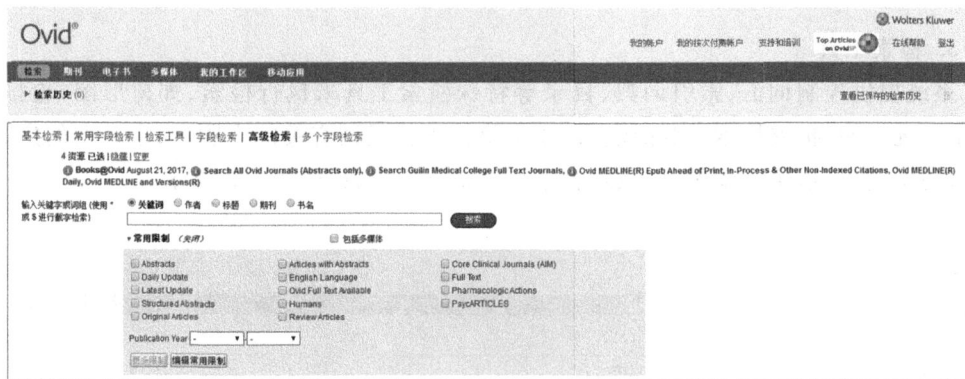

图 4－27　Ovid LWW 数据库高级检索界面

（1）关键词检索:输入检索词、词组或含逻辑运算符的检索式,系统默认在篇名、文摘、物质名称及主题词等字段中查找文献。支持"＊"或"＄"截词符号检索。

（2）作者检索:著者检索时,输入格式为:姓在前,名在后,姓的全称,名的缩写,并且姓和名之间用空格分开。

（3）标题检索：将输入的词或词组限定在篇名中检索。如检索标题中含有"HIV"的文献，可在检索框中输入"HIV"，即可检索出文献标题中有该词的全部文献。

（4）期刊检索：输入完整的期刊名称，可检出发表在该期刊上的全部文献；也可输入刊名的部分单词，即可检出含有该单词的期刊。期刊检索时不能输入刊名缩写。

（5）书名检索：输入图书完整名称，可检索出相关电子图书。

6. 多个字段检索

多字段检索界面提供多个字段，可选择相应字段，输入适当的检索词进行检索。系统默认提供三个检索词输入框，可通过点击"＋Add New Row"增加检索词输入框。检索词之间使用"and""or""not"进行逻辑组配，即可一步实现多字段检索，如图 4 - 28 所示。

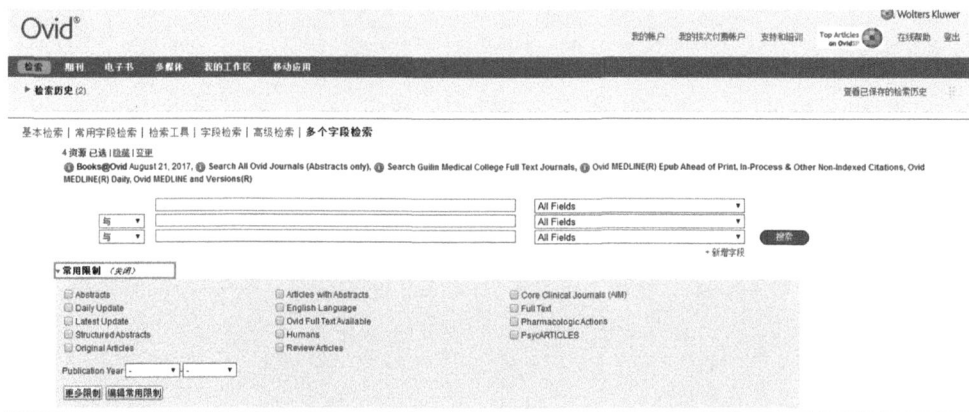

图 4 - 28 Ovid LWW 多个字段检索界面

三、检索结果处理

1. 检索结果显示

在检索结果的显示界面，显示检出记录的题录格式，包括标题、作者、文献出处、记录顺序号。每条记录给出了不同格式的链接，点击题录后的"查看摘要"，则显示该记录的文摘，点击"Ovid Full Text"可显示 HTML 格式全文，点击"PDF Full Text"图标，可查看 PDF 格式全文，点击"Add to My Projects"可将记录加入我的课题。还可改变记录显示的字段、版式和记录显示顺序。

2. 检索结果输出

检索结果输出形式有打印、E - mail、下载题录和全文或导入到个人书目文献管理系统，并可对选中的检索记录进行相应管理操作。

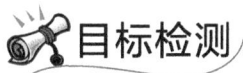

目标检测

1. PubMed 数据库的检索途径和方法有哪些？

2. Proquest Medical Library 数据库的检索方法有哪些？

3. SpringerLink 数据库的检索途径有哪些?

4. SpringerLink 数据库的文献类型有哪些?

5. Ovid LWW 数据库的检索方法有哪些?

6. 中外文医学检索系统有何区别?

7. 基本检索与高级检索有什么区别?

8. 请查找发表在 *Clinical Diabetes* 上的有关护理方面的文献。

9. 请查找作者 Rose Marais 2010 年至今发表的文章。

10. 请查找文章篇名中含有"阿尔茨海默氏症(Alzheimer's disease)"的综述类文献。

第五章 网络信息检索

【学习目的】学习网络信息检索知识,培养学生网络信息检索技能,为学生及时、全面、准确获取最新医学专业信息打下基础。

【知识要求】了解 Internet 的发展历史,网络检索工具搜索引擎的概念及使用方法;掌握常用的搜索引擎类型及检索方法、开放存取、常用的医学网站。

【能力要求】通过网络信息检索知识学习,学会利用搜索引擎和常用的医学网站检索医学专业信息。

第一节 Internet 信息资源

一、Internet 概述

Internet(因特网)又名互联网,是全球最大的、开放的、由众多网络互连而成的计算机网络。由于越来越多人的参与,接入的计算机越来越多,Internet 的规模也越来越大,网络上的资源变得越来越丰富。正是由于 Internet 提供了包罗万象、瞬息万变的信息资源,它正在成为人们交流、获取信息的一种重要手段,对人类社会的各个方面产生着越来越重要的影响。

(一)Internet 的起源与发展

1. Internet 的起源

美国国防部高级研究项目署(ARPA)在 1969 年建立的一个实验性网络 ARPANET。该网络将美国许多大学和研究机构中从事国防研究项目的计算机连接在一起,是一个广域网。1974 年 ARPANET 研究并开发了一种新的网络协议,即 TCP/IP 协议(Transmission Control Protocol/Internet Protocol,传输控制协议/互连协议),使得连接到网络上的所有计算机能够相互交流信息。

2. Internet 的第一次快速发展

20 世纪 80 年代局域网技术迅速发展,1981 年 ARPA 建立了以 ARPANET 为主干网的 Internet 网,1983 年 Internet 已开始由一个实验型网络转变为一个实用型网络。1986 年建立的美国国家科学基金会网络 NSFNET 是 Internet 的一个里程碑,它将美国的五个超级计算机中心连接起来,该网络使用 TCP/IP 协议与 Internet 连接。NSFNET 建成后,

Internet 得到了快速的发展。到 1988 年 NSFNET 已经接替原有的 ARPANET 成为 Internet 的主干网。

3. Internet 的第二次快速发展

Internet 的第二次大发展得益于 Internet 的商业化。1992 年,专门为 NSFNET 建立高速通信线路的公司 ANS(Advanced Networks and Services)建立了一个传输速率为 NSF-NET 30 倍的商业化的 Internet 骨干通道——ANSNET,Internet 主干网由 ANSNET 代替 NSFNET 是 Internet 商业化的关键一步。以后出现了许多专门为个人或单位接入 Internet 提供产品和服务的公司——Internet 服务提供商(internet service provider, ISP)。1995 年 4 月,NSFNET 正式关闭。

4. 移动互联网

近年来,Internet 已经发展到各个国家的各个行业,Internet 为个人生活与商业活动提供了更为广阔的空间和环境。但是随着宽带无线接入技术和移动终端技术的飞速发展,人们迫切希望能够随时随地乃至在移动过程中都能方便地从互联网获取信息和服务,移动互联网应运而生并呈现井喷式发展。

移动互联网是指互联网的技术、平台、商业模式和应用与移动通信技术结合并实践的活动的总称。通俗地说是指用户使用手机、笔记本电脑、平板电脑等移动终端,通过移动网络获取移动通信网络服务和互联网服务。

二、Internet 资源类型

网络信息资源的种类很多,根据不同的分类标准,可以将网络信息资源分为不同的类型。

1. 按照网络信息资源范围划分

网络信息资源从范围上可以分为五个大类:学术信息、教育信息、政府信息、文化信息、有害和违法信息等。

2. 按照网络信息资源加工深度划分

按信息源提供信息的加工深度分,网络信息资源可分为一次信息源、二次信息源、三次信息源等。

3. 按照信息源的信息内容划分

依据信息源的信息内容则可将网络信息资源分为以下类型:①联机数据库,即各类数据库是联机存储电子信息源的主体;②联机馆藏目录;③电子图书;④电子期刊;⑤电子报纸;⑥软件与娱乐游戏类;⑦教育培训类;⑧动态性信息。

4. 按照网络信息资源可使用程度及网络信息资源安全级别划分

从对网络信息资源的可使用程度以及网络信息资源的安全级别划分可以将它分为三类。①完全公开的信息资源:这一类信息资源每个用户均可使用,例如各类网站发布的新闻和可以通过免费注册而获得的信息等。②半公开的信息资源:这一类信息资源可以有条件的获得,比如通过注册以后通过缴纳一定的费用才可以获得的较有价值的信息资源等。③不对外公开的信息资源(机密信息资源):这一类信息资源只提供给有限的具有一定使用权限的高级用户使用,例如各军事机构和跨国公司等内部的通过网络交流的机密情报和信息等。对于以上三类网络信息资源均面临着不同的安全问题,都需要通过一定的措施来保证信息的准确性、完整性和实时性。

三、Internet 资源的特点

网络信息资源是指一切投入到互联网络的电子化信息资源的统称,它具有与传统的信息资源不同的鲜明特点:①数量庞大、增长迅速;②内容丰富、覆盖面广;③传输速度快;④共享程度高;⑤使用成本低;⑥变化频繁、难测;⑦质量良莠不齐等。正是这些特点使得网络信息资源在信息时代中占有很重要的地位,可以说无所不在的网络信息资源的充分利用进一步地促进了信息时代的发展,但是它在带给人们充分的信息价值的同时也产生了一系列的问题,比如虚假信息的发布导致的网络信息资源的失真性、黑客的攻击导致的一些机密信息的泄漏等,因此如何更好地解决网络信息资源使用的安全问题显得日益重要。

第二节 网络检索工具

Internet 是一个巨大的信息资源宝库,每天都有新的信息资源被增加到 Internet 中,使 Internet 中的信息以惊人的速度增长。然而,Internet 中的信息资源分散在无数台主机之中,如果用户想快速、准确地查找到所需信息,必须借助于 Internet 中的网络信息检索工具,而其中最主要的工具就是搜索引擎。

一、搜索引擎

搜索引擎(search engine)是指根据一定的策略、运用特定的计算机程序收集互联网上的信息,对信息进行组织和处理,并将处理后的信息显示给用户。它的主要任务是在 Internet 中主动搜索其他 Web 站点中的信息并对其自动索引,其索引内容存储在可供查询的大型数据库中,包括信息收集、信息整理和用户查询三部分。根据不同的划分方法,搜索引擎有不同的分类。

(一)按搜索引擎的工作方式划分

搜索引擎按其工作方式主要可分为全文搜索引擎(full text search engine)、目录索引搜索引擎(search index/directory)和元搜索引擎(meta search engine)。

1. 全文搜索引擎

全文搜索引擎是名副其实的搜索引擎,如百度等。它们从互联网提取各个网站的信息,建立起数据库,并能检索与用户查询条件相匹配的记录,按一定的排列顺序返回结果。

2. 目录索引搜索引擎

目录索引搜索引擎虽然有搜索功能,但严格意义上并不是真正的搜索引擎,仅仅是按目录分类的网站链接列表而已。用户完全可以不用进行关键词查询,仅靠分类目录也

可找到需要的信息。目录索引中最具代表性的莫过于大名鼎鼎的 Yahoo(雅虎)。其他著名的还有 Open Directory Project(DMOZ)、LookSmart、About 等。

3. 元搜索引擎

元搜索引擎接受用户查询请求后,同时在多个搜索引擎上搜索,并将结果返回给用户。国外著名的元搜索引擎有 InfoSpace、Dogpile、Vivisimo 等,中文元搜索引擎中最具代表性的是搜星搜索引擎。在搜索结果排列方面,有的直接按来源排列搜索结果,如 Dogpile;有的则按自定的规则将结果重新排列组合,如 Vivisimo。

(二)按检索内容划分

按检索内容划分的有综合搜索引擎、专题搜索引擎和特殊搜索引擎。

1. 综合搜索引擎

综合搜索引擎在采集标引信息资源时不限制资源的主题范围和数据类型,又称为通用型检索工具,人们可利用它们检索任何方面的资源,如常用的百度、必应等。

2. 专题搜索引擎

专题搜索引擎专门采集某一主题范围的信息资源,并用更为详细和专业的方法对信息资源进行标引描述,且往往在检索机制中设计利用与该专业领域密切相关的方法技术,这类工具常被称为专业搜索引擎。典型的医学专业搜索引擎有 Medscape、MedHunt 等。

3. 特殊搜索引擎

特殊搜索引擎是指那些专门用来检索某一类型信息或数据的检索工具,例如查询地图的 MapBlast,查询图像的 WebSeek 等。

二、搜索引擎的检索功能

搜索引擎的种类虽然多,每个搜索引擎会有自己的特色,但是其检索功能大多大同小异。

1. 关键词搜索

毋庸至疑,选择正确的关键词是一切的开始。学会从复杂搜索意图中提炼出最具代表性和指示性的关键词对提高信息查询效率至关重要,这方面的技巧(或者说经验)是所有搜索技巧之母。

2. 逻辑命令

搜索逻辑命令通常是指布尔命令"AND""OR""NOT"及与之对应的"＋""－"等逻辑符号命令。用好这些命令同样可使我们日常搜索应用达到事半功倍的效果。

3. 精确匹配搜索

精确匹配搜索也是缩小搜索结果范围的有力工具,此外它还可用来达到某些其他方式无法完成的搜索任务。

4. 特殊搜索命令

除一般搜索功能外,搜索引擎都提供一些特殊搜索命令,以满足高阶用户的特殊需求。比如查询指向某网站的外部链接和某网站内所有相关网页的功能等。

5. 附加搜索功能

搜索引擎都会提供一些方便用户搜索的定制功能。常见的有相关关键词搜索、限制地区搜索等。

三、常用搜索引擎

1. 百度(http://www.baidu.com)

百度是用户获取信息的最主要入口,随着移动互联网的发展,百度网页搜索完成了由 PC 向移动的转型,由连接人与信息扩展到连接人与服务,用户可以在 PC、Pad、手机上访问百度主页,通过文字、语音、图像多种交互方式瞬间找到所需要的信息和服务。此外,百度还提供手机百度、百度地图、百度糯米、百度百科、百度知道、百度文库、百度云等多种数字产品的服务。

2. 微软必应(http://cn.bing.com/)

微软必应(Bing)是微软公司于 2009 年 5 月 28 日推出,用以取代 Live Search 的全新搜索引擎服务。在 Windows Phone 系统中,微软也深度整合了必应搜索,通过触摸搜索键引出,相比其他搜索引擎,界面也更加美观,整合信息也更加全面。

3. 360 综合搜索(https://www.so.com/)

360 综合搜索属于元搜索引擎,帮助用户在多个搜索引擎中选择和利用合适的(甚至是同时利用若干个)搜索引擎来实现检索操作,是对分布于网络的多种检索工具的全局控制机制。360 搜索 +,属于全文搜索引擎,是奇虎 360 公司开发的基于机器学习技术的第三代搜索引擎,具备"自学习、自进化"能力和发现用户最需要的搜索结果。

4. 搜狗(https://www.sogou.com/)

搜狗是全球首个第三代互动式中文搜索引擎。其网页收录量已达到 100 亿,并且,每天以 5 亿的速度更新。凭借独有的 SogouRank 技术及人工智能算法,提供快、准、全的搜索服务。

四、医学专业搜索引擎

1. Medscape(http://www.medscape.com/)

Medscape 由美国 Medscape 公司于 1994 年研制,由功能强大的通用搜索引擎 AltaVista 支持,可检索图像、声频、视频资料。Medscape 至今共收藏了近 20 个临床学科著名医学杂志全文文献,是 Web 上最大的免费提供临床医学全文文献和继续医学教育资源(CME)的网点。用户可选择 Medscape、Medline、Drug Reference 三个数据库进行检索,还可浏览每日医学新闻,免费获取 CME、Medpulse 等各种资源,并提供网上查找医学词典、临床管理系列、杂志全文、实用指南、指南进展、杂志扫描、会议摘要和时间表、专家提问和讨论、临床挑战等栏目。

网站免费注册使用。通过 Medline 数据库选项也可免费检索全世界 3900 多种医学杂志发表的文章摘要,或直接查阅 MerriamWebsters 医学词典中的内容;另外,还可以利用其 Internet 上最大的药物数据库,直接查询药物的使用剂量、毒副作用等内容。

2. Medical Matrix(http://www.medmatrix.org/)

Medical Matrix 是一种由概念驱动的全文智能检索工具,包括 6000 多个医学网址,1994 年由堪萨斯大学创建,现由美国 Medical Matrix LLC 主持,是目前最重要的医学专业搜索引擎。它构建了 Internet 临床医学数据库,为临床医生提供完全、快捷的网上临床生物医学资源。它是一个以医学主题词(MeSH)为基础的智能型检索引擎,主要提供临床医学资源分类目录浏览和医学主题词检索的功能,是临床工作者重要的网上资源导航系统。同时,还提供诸如医学教育、医学软件、求职等相关信息,所以也可以把它看作是一个综合性的生物医学资源库。

用户使用该库必须先注册,并交纳一定的费用。注册用户可以定期收到有关数据库资源变化、升级信息的电子邮件。

3. MedHunt(http://www.hon.ch/HONselect)

网上健康基金会(the Health On the Net Foundation, 简称 HON)是一个非营利性的国际组织,为执业医师和普通用户提供实用的、可靠的网上医药卫生信息资源。提供 MedHunt 和 HONselect 两个搜索引擎。

第三节　开放存取资源

一、开放存取概况

1. 开放存取的概念

开放存取(open access,简称 OA),开放存取是不同于传统学术传播的一种全新机制,其核心特征是在尊重作者权益的前提下,利用互联网为用户免费提供学术信息和研究成果的全文服务。

开放存取是在基于订阅的传统出版模式以外的另一种选择。任何人都可以及时、免费、不受任何限制地通过网络获取各类文献,包括经过同行评议过的期刊文章、参考文献、技术报告、学位论文等全文信息,用于科研教育及其他活动。从而促进科学信息的广泛传播,学术信息的交流与出版,提升科学研究的共利用程度,保障科学信息的长期保存。

2. 开放存取的分类

(1)开放存取期刊(open access journals):包括新创办的开放存取期刊和由原有期刊改造转变而来的开放存取期刊。与传统期刊一样,开放存取期刊对提交的论文实行严格的同行评审,从而确保期刊论文的质量。

(2)信息开放存取仓库(open access repository):OA 仓库不仅存放学术论文,还存放其他各种学术研究资料,包括实验数据和技术报告等。开放存取仓库包括基于学科的开放存取仓库和基于机构的开放存取仓库。OA 仓库一般不实施内容方面的实质评审工作,只是要求作者提交的论文基于某一特定标准格式(如 Word 或 PDF),并符合一定的学术规范。

二、国内外开放存取资源获取网站

1. DOAJ(https://doaj.org/)

DOAJ(Directory of Open Access Journals)是由瑞典隆德(Lund)大学图书馆创建的一个重要的 OA 期刊文献检索平台,目前已经收录了 9999 种科学与学术期刊。学科覆盖农业、生物与生命科学、化学、历史与考古学、社会科学、地球与环境科学等,并且期刊的品种仍在不断增加。

2. HighWire Press (https://www.highwirepress.com/)

HighWire Press 于 1995 年由美国斯坦福大学图书馆创立。HighWire 智能发布平台提供超过 3000 种期刊、图书、参考书目,覆盖学科有生命科学、医学、物理学、社会科学。

3. Free Medical Journals(http://www.freemedicaljournals.com)

Free Medical Journals 网站是由法国 Beernd Sebastian Kamps 建立的免费生物医学期刊网站。提供英语、西班牙语、葡萄牙语和法语四个语种的免费期刊全文或摘要,还可看到大部分期刊的影响因子,以及免费可得到部分的重要医学教科书的全文链接。

4. openDOAR(http://www.opendoar.org/)

openDOAR 是由英国的诺丁汉(Nottingham)大学和瑞典的伦德(Lund)大学图书馆在 OSI、JISC、CURL、SPARC 欧洲部等机构的资助下,于 2005 年 2 月共同创建的开放获取机构资源库、学科资源库目录检索系统。用户可以通过机构名称、国别、学科主题、资料类型等途径检索和使用这些知识库,它和开放获取期刊目录(DOAJ)一道构成当前网络免费全文学术资源(期刊论文、会议论文、学位论文、技术报告、专利、学习对象、多媒体、数据集、工作论文、预印本等)检索的主要平台。

5. PLoS(http://www.plos.org/)

PLoS 为美国科学公共图书馆(the Public Library of Science)的简称,该机构由生物医学科学家哈罗德·瓦尔缪斯(Harold E. Varmus)、帕克·布朗(Patrick O. Brown)和迈克尔·艾森(Michael B. Eisen)创立于 2000 年 10 月,是一家由众多诺贝尔奖得主和慈善机构支持的非营利性学术组织,是为科技人员和医学人员服务并致力于使全球范围科技和医学领域文献成为可以免费获取的公共资源。

6. 中国科技论文在线(http://www.paper.edu.cn)

中国科技论文在线是经教育部批准,由教育部科技发展中心主办,针对科研人员普遍反映的论文发表困难,学术交流渠道窄,不利于科研成果快速、高效地转化为现实生产力而创建的科技论文网站。该网站集合了国内外各学科领域 OA 期刊的海量论文资源和 OA 仓储信息,并提供学科、语种等多种浏览方式。

7. 中国预印本服务系统(http://prep.istic.ac.cn)

中国预印本服务系统是由中国科学技术信息研究所与国家科技图书文献中心联合建设的以提供预印本文献资源服务为主要目的的实时学术交流系统,是国家科学技术部科技条件基础平台面上项目的研究成果。该系统由国内预印本服务子系统和国外预印本门户(SINDAP)子系统构成。

国内预印本服务子系统主要收藏的是国内科技工作者自由提交的预印本文章,可以实现二次文献检索、浏览全文、发表评论等功能。SINDAP子系统实现了全球预印本文献资源的一站式检索,用户只需输入一个检索式即可对全球知名的17个预印本系统进行检索,并可获得相应系统提供的预印本全文。

第四节　常用医学网站介绍

一、世界卫生组织

世界卫生组织(World Health Organization,WHO)(http://www.who.int/)是联合国负责全球卫生事业专门机构,始建于1948年。WHO的宗旨是力求使各民族达到卫生的最高可能水平。按WHO组织法对健康的定义,健康不仅是疾病或羸弱的消除,而且是体格、精神与社会的完全健康状态。WHO现有192个成员国,它所提供的信息资源对发展中国家卫生保健的理论和实践,价值很大。WHO包括有健康主题、数据和统计数字、媒体中心、出版物、国家、规划和项目以及关于世卫组织等栏目。

二、美国国立卫生研究院

美国国立卫生研究院(National Institutes of Health,NIH)(http://www.nih.gov/)创始于1887年,隶属于美国卫生与人类服务部,是国际著名的生物医学科研机构。NIH网站的信息资源非常丰富,有卫生信息、科研资助、新闻事件、科学资源、下属机构、NIH介绍等资源模块。

三、美国国立医学图书馆

美国国立医学图书馆(National Library of Medicine,NLM)(http://www.nlm.nih.gov/)是世界上最著名的医学图书馆,隶属于美国国立卫生研究院。该网站提供PubMed、MedlinePlus等几十种免费数据库。同时针对不同类型用户设定不同频道,如公众、卫生专业人员、研究者、图书馆员、出版商。

四、美国医学会

美国医学会(American Medical Association,AMA)(http://www.ama-assn.org/)是世界上三大医学会之一,是美国医学会发布信息的网站,提供多种信息,为医生及医学院学生、卫生保健专业人员和患者服务。

该网站同时按分类提供各种信息,如医学教育、医学杂志、临床实践、公共卫生、产品及服务,可以点击分类类目名进行游览。医科学生、美国的执业医师、在美交流的医学专业人员均可在线申请成为美国医学会会员。注册会员享有一定的权利,如获得JAMA及其他一些杂志的全文,参与讨论AMA的方针政策,得到来自AMA的最新信息等。在本网站可直接订购AMA出版的杂志。

五、美国疾病与预防控制中心

美国疾病与预防控制中心（Centers for Disease Control and Prevention，CDC）（http://www.cdc.gov）是美国政府卫生部及公共服务部的所属机构，1946年成立。美国CDC的主要任务是发展和应用疾病预防和控制、环境卫生、职业健康、促进健康、预防及教育活动，旨在提高人民的健康水平。

其网站提供CDC Prevention Guidelines、CDC Wonder等著名的数据库和发病率、病死率周报（MMWR）等著名电子期刊的链接。

六、中华医学会

中华医学会（http://www.cma.org.cn）是中国医学科学技术工作者自愿组成并依法登记成立的学术性、公益性、非营利性法人社团。该网站介绍了中华医学会的业务、举办的学术活动、继续教育、出版的系列杂志、科技评审、论坛等栏目。

七、丁香园

丁香园（http://www.dxy.cn）始建于2000年，现由原来的单一检索发展成为医学、药学和生命科学等均有所长的专业论坛。丁香园设有临床、基础、药学、生命科学、实验技术、预防医学、检索交流等17个讨论区和100多个专业版块。该网络主要介绍检索经验，传授检索方法和技巧，普及知识共享。医学专业人员可以在这里探讨医学检索知识、交流检索信息、发表检索心得、提供优秀专业资源。

八、生物谷

生物谷（http://www.bioon.com/）创建于2001年，专注生物行业资讯平台。生物谷面向生物产业园区、企业和研究机构，提供全面的咨询、行业分析服务。资讯内容包括医药产业、制药、转化医学、生物产业、生物研究、医疗健康、医疗器械等热门主题，针对当前热点领域细分主题站。

九、中国医药信息网

中国医药信息网（http://www.cpi.gov.cn/）是由国家食品药品监督管理总局信息中心建设的医药行业信息服务网站，始建于1996年。专注于为医药监管部门、医药行业及会员单位提供信息咨询、调研以及企业宣传等服务。该网站建有20余个医药专业数据库，主要内容包括政策法规、产品动态、市场分析、企事业动态、国外信息、药市行情等，现已成为国内外医药卫生领域不可缺少的重要信息来源。

十、小木虫

小木虫学术科研第一站（http://xmuchong.com/）成立于2014年5月，是天津成育庭科技有限公司旗下网站，会员主要来自国内各大院校、科研院所的博硕士研究生，企业研发人员,已成为聚集众多科研工作者的经验交流的平台。

网站内容涵盖化学化工、生物医药、物理、材料、地理、食品、理工、信息、经管等学科,除此之外还有基金申请、专利标准、留学出国、考研考博、论文投稿、学术求助等实用内容。拥有旺盛的人气、良好的交流氛围及广阔的交流空间,已成为聚集众多科研工作者的学术资源、经验交流平台。

目标检测

1. 请简述 Internet 的发展历史。
2. 搜索引擎按工作方式可分为哪几种?
3. 请列举常用的医学专业搜索引擎。
4. 何为开放存取?
5. 请列举常用的医学网站。

第六章　循证医学信息检索

学习目标

【学习目的】培养学生循证医学信息检索的意识和能力。

【知识要求】了解循证医学定义、实践过程、证据类型、级别、证据来源;掌握循证医学信息检索的步骤、途径和方法。

【能力要求】掌握循证医学的学术思想、研究方法,能利用各种工具检索临床研究证据。

第一节　循证医学概述

一、循证医学的概念、原则及步骤

(一)循证医学的概念

循证医学(evidence-based medicine,EBM)是从 20 世纪 90 年代发展起来的一门新兴学科,是临床医学与基础医学交叉领域内一门遵循科学证据的医学。循证医学创始人、著名流行病学家 David Sackett 教授,将循证医学定义为"慎重、准确和明智地将目前可获取的最佳研究证据、临床医师个人的专业技能和多年的临床经验、患者的价值观和意愿,三者完美地结合制订出具体的治疗方案"。

显然,现代循证医学要求临床医师既要努力寻找和获取最佳的研究证据,又要结合包括疾病发生和演变的病理生理学理论以及个人的临床工作经验,结合他人(包括专家)的意见和研究结果;既要遵循医疗实践的规律和需要,又要根据"病人至上"的原则,尊重患者的个人意愿和实际可能性,再作出诊断和治疗决策。证据、医生和患者是循证医学的三个要素。

(二)循证医学的原则

1. 问题的研究

临床医师需要根据患者或人群的实际情况提出需要解决的问题。

2. 遵循证据的决策

所做的决策一定是基于此前所有、当前可得的最佳证据。科学证据是科学决策的重要依据和手段,但证据本身并不等于决策。决策是一个复杂的过程,往往受证据本身、决策环境、资源、决策者和用户偏好等多因素的影响。

3. 关注实践的结果

关注结果的真实性、适用性及可转化性。

4. 后效评价、止于至善

对于实践的结果应进行后效评价,追求最佳成本效果。

(三)循证医学的步骤

1. 确定需要解决的问题

根据患者或人群的实际情况提出需要解决的问题,提出问题是整个 EBM 中的第一步。

2. 系统全面地查找证据

全面深入检索有关的现有最佳研究证据。循证强调要获得"最佳证据",是指经过科学性和实用性评价后的信息。信息可以来源于经同行评估的高质量期刊上发表的原始研究论著,也可以来自经系统评价的二次研究证据,如循证教科书、与证据相关的数据库、循证期刊和在线服务等。

3. 严格评价证据

严格评价科学研究证据的真实性和可行性。循证的核心思想是临床医疗决策或卫生决策应建立在当前最佳科学研究证据的基础之上,但由于科学研究证据质量参差不齐,应当对证据的真实性、可靠性和适用性进行科学地评价。对所收集的科学研究证据进行严格地质量评价,寻找现有的最佳证据是循证过程中最重要的一步,也是关键的一步。

4. 综合分析证据

依据研究结果,结合患者具体情况制定相应的医疗决策。应用最佳证据,否定无效或有害措施,进一步研究不确定证据。应用最佳证据指导临床决策,服务于临床实践。

5. 评价决策效果

对临床实践后的效果进行评估,总结经验,不断提高循证思维、临床水平和医疗质量。

二、循证医学研究证据的分级

循证医学自问世以来,其证据质量的评价先后经历了"老五级""新五级""新九级"和"GRADE"四个阶段。总的来说,指导临床决策的证据质量是由临床数据的质量以及临床"导向性"综合确定的。尽管证据分级系统之间有差异,但其目的相同:使临床研究信息的应用者明确哪些研究更有可能是最有效的。

(一)老五级证据

老五级证据按质量和可靠程度大体可分为以下五级,级别从高到低逐渐降低:①收集所有质量可靠的随机对照试验后所作的系统评价或 Meta 分析;②单个样本量足够的随机对照试验结果;③设有对照组但未用随机方法分组的研究;④无对照的系列病例观察;⑤专家意见。

（二）新五级证据

2009 年牛津循证医学中心提出了另外一套证据评价体系,可用于预防、诊断、预后、治疗和危害研究等领域的研究评价。新五级证据以字母标识的证据分级体系,不仅把证据的级别细分到现实可操作,而且把它分类到临床可检索证据。2011 年新五级证据再次被修订,并去掉了等级字母的标识,每个等级依据临床医生可能遇到的问题分为不同的证据类型,如图 6 - 1 所示。

Question	Step 1 (Level 1*)	Step 2 (Level 2*)	Step 3 (Level 3*)	Step 4 (Level 4*)	Step 5 (Level 5)
How common is the problem?	Local and current random sample surveys (or censuses)	Systematic review of surveys that allow matching to local circumstances**	Local non-random sample**	Case-series**	n/a
Is this diagnostic or monitoring test accurate? (Diagnosis)	Systematic review of cross sectional studies with consistently applied reference standard and blinding	Individual cross sectional studies with consistently applied reference standard and blinding	Non-consecutive studies, or studies without consistently applied reference standards**	Case-control studies, or "poor or non-independent reference standard**	Mechanism-based reasoning
What will happen if we do not add a therapy? (Prognosis)	Systematic review of inception cohort studies	Inception cohort studies	Cohort study or control arm of randomized trial*	Case-series or case-control studies, or poor quality prognostic cohort study**	n/a
Does this intervention help? (Treatment Benefits)	Systematic review of randomized trials or n-of-1 trials	Randomized trial or observational study with dramatic effect	Non-randomized controlled cohort/follow-up study**	Case-series, case-control studies, or historically controlled studies**	Mechanism-based reasoning
What are the COMMON harms? (Treatment Harms)	Systematic review of randomized trials, systematic review of nested case-control studies, n-of-1 trial with the patient you are raising the question about, or observational study with dramatic effect	Individual randomized trial or (exceptionally) observational study with dramatic effect	Non-randomized controlled cohort/follow-up study (post-marketing surveillance) provided there are sufficient numbers to rule out a common harm. (For long-term harms the duration of follow-up must be sufficient.)**	Case-series, case-control, or historically controlled studies**	Mechanism-based reasoning
What are the RARE harms? (Treatment Harms)	Systematic review of randomized trials or n-of-1 trial	Randomized trial or (exceptionally) observational study with dramatic effect			
Is this (early detection) test worthwhile? (Screening)	Systematic review of randomized trials	Randomized trial	Non-randomized controlled cohort/follow-up study**	Case-series, case-control, or historically controlled studies**	Mechanism-based reasoning

图 6 - 1 新五级证据

（三）新九级证据

进入 21 世纪以后,出现新九级证据标准:①系统性综述和 Meta 分析;②随机对照双盲试验;③队列研究;④病例对照研究;⑤病例系列;⑥病例报告;⑦专家意见;⑧动物实验;⑨体外实验。该标准图解医学证据或论述与临床工作的关联程度,虽然没有等级标准,但包含等级序列,而且非常形象,如图 6 - 2 所示。

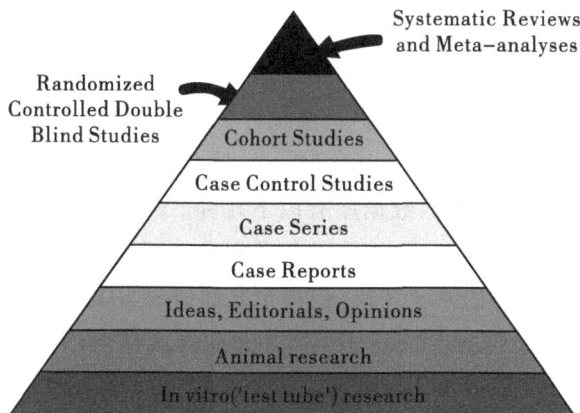

图 6 - 2 新九级证据

（四）GRADE 证据质量分级

GRADE 工作组于 2004 年正式推出，适用于临床实践指南、系统评价和卫生技术评估，最主要应用领域是临床实践指南。目前，包括 WHO 和 Cochrane 协作网等在内的 28 个国际组织、协会已采纳 GRADE 标准，GRADE 评级系统简明易用、适用范围广，分为高、中、低、极低四个等级，推荐建议只分为"强""弱"两级。

三、循证医学研究证据的来源

（一）原始研究证据来源

1. PubMed 数据库

PubMed 基于 WEB 的生物医学信息检索系统，由美国国家医学图书馆所属的国家生物技术信息中心于 2000 年 4 月开发，通过"Clinical Queries""Filters"等可检索到循证医学的相关文献信息。

2. 荷兰医学文摘

荷兰医学文摘（EMbase）是全球最大最具权威性的生物医学与药理学文献数据库，包括了 1948 年至今 90 多个国家和地区 8500 多种期刊的 3000 多万条 Medline 数据，涵盖内容广泛，既包括基础医学和临床医学，又包括与医学相关的许多领域（生物医学工程、卫生经济学、医学管理、法医学等）。

3. 中国生物医学文献数据库

中国生物医学文献数据库（CBM）是由中国医学科学院医学信息研究所于 1994 年研制开发的综合性中文医学文献数据库，收录 1978 年以来 1800 余种中国生物医学期刊，以及汇编、会议论文的文献记录，涉及基础医学、临床医学、预防医学、药学、中医学以及中药学等生物医学领域的各个方面，是目前国内医学文献的重要检索工具。

4. 其他数据库

此外，中国知网、万方数据、维普资讯等也是循证医学原始研究证据的重要来源。

（二）二次研究证据来源

1. Cochrane Library

Cochrane 协作网（http://www.cochranelibrary.com/）是一个国际性的非营利的民间学术团体，旨在通过制作、保存传播和更新系统评价提高医疗保健干预措施的效率，帮助人们制定遵循证据的医疗决策。Cochrane Library 是 Cochrane 协作网的主要产品，是系统评价的主要来源之一，主要包含的数据库有以下几种。①系统评价数据库（Cochrane Database of Systematic Reviews，CDSR）：收集了各 Cochrane 系统评价组在统一工作手册指导下对各种健康干预措施所作的系统评价，包括全文和研究方案。②疗效评价文摘库（Database of Abstracts of Reviews of Effects，DARE）：由研究人员对已发表的系统评价（非 Cochrane 系统评价）进行收集、整理，对其方法学等内容的质量进行再评价，并按 Cochrane 中心规定的格式作出详细的结构式文摘。③Cochrane 临床对照试验注册资料库（Cochrane Central Register of Controlled Trials，CENTRAL）：半随机对照试验和随机对照试验的主要来源,不提供全文。④Cochrane 方法学文献注册数据库(Cochrane Methodology Register,CMR):提供对照试验的方法,不提供全文。⑤卫生技术评估数据库(Health Technology Assessment Database,HTA):收录国际卫生技术评估网络成员单位和其他卫生技术评价机构提供的结构式摘要,其中一些记录是正在进行研究的项目。⑥英国国家卫生保健服务(系统)卫生经济评价数据库(NHS Economic Evaluation Database,EED):收录各种相关数据库和杂志中卫生保健干预措施的经济学评价记录。

2. 中国循证医学中心

中国循证医学中心(http://china.cochrane.org/http://www.cochrane.org/)于 1997 年 8 月经卫生部批准,由华西医科大学(现四川大学医学部)负责筹建,1999 年 3 月由 Cochrane Collaboration 正式批准注册为世界第 15 个 Cochrane 中心,也是亚洲唯一的循证医学中心。其主要任务是建立中国临床研究资料数据库,进行系统评价和卫生技术评价,为中国临床实践和医疗卫生决策提供科学研究依据,培养中国循证医学骨干人才,促进循证医学在中国的普及和发展。目前,中心网站有循证医学的知识介绍、中文Cochrane系统评价摘要、各种培训进修信息及和世界有关循证医学的网站链接,通过该网站可以快速获取循证医学的有关信息。

3. UpToDate

UpToDate(http://www.uptodatechina.com/)是全球领先的基于循证医学原则的临床决策支持系统,内容覆盖常见的 24 个临床专科,涵盖了诊疗全流程和生命全周期的绝大多数疾病及其相关问题,在综合性地整合研究证据的基础上汇集了全世界 6000 余名知名医生作者、编辑和同行评议者的智慧,根据循证医学的 GRADE 原则给出了分级诊疗推荐意见。

4. Ovid 循证医学数据库

Ovid(http://ovidsp.ovid.com/)是全球著名的数据库提供商,在国外医学界被广泛应用,不仅提供 MEDLINE 等生物医学数据库检索,还提供多个与 EBM 相关的数据库(如 Cochrane Library 等)、期刊(如 *ACP Journal Club*、*Evidence - Based Medicine* 等)链接。

(三)循证医学期刊

1. *Bandolier*

Bandolier(http://www.bandolier.org.uk/)由牛津大学于 1994 年创办,是英国循证医学研究证据的首要来源。期刊发布每月收集的 PubMed、Cochrane Library 收录的系统评价、Meta 分析信息,并定期对互联网上的专业信息资源进行系统评价。

2. *ACP Journal Club*

ACP Journal Club(http://annals.org/aim/journal - club/)从 120 余种生物医学期刊中,按照循证医学文献要求选择论著,对其进行摘要,并对该文献临床应用价值进行评论。

3.《中国循证医学杂志》

《中国循证医学杂志》(http://www.cjebm.com/index.html/)是由中华人民共和国教育部主管,四川大学主办,中国循证医学中心和四川大学华西医院承办的医学类专业性学术期刊。

4. *Evidence – Based Medicine*

Evidence – Based Medicine（EBM）（http://ebm.bmj.com/）隶属于英国医学杂志（BMJ），发布关于卫生保健的原始证据研究、见解和意见，着重于循证医学实践的基本的和核心的工具、方法和概念。

（四）临床实践指南

1. 美国国家临床诊疗指南库

美国国家临床诊疗指南库（National Guideline Clearinghouse，NGC）（http://www.guideline.gov/），是全球最具影响力的临床实践指南数据库之一，涵盖医学与健康主题的临床实践指南、专家意见及相关医学信息。

2. 英国国家临床指南中心

英国国家临床指南中心（National Clinical Guideline Centre，NCGC）（http://www.ngc.ac.uk/）为医护人员提供的临床建议，指南中包括患者体验（指导和质量标准）、癫痫、高血压、稳定性心绞痛、髋关节骨折等。

（五）搜索引擎

1. SumSearch

SumSearch（http://sumsearch.org/）是德克萨斯大学圣安东尼奥健康科学中心开发的使用元搜索引擎技术的一个整合性搜索循证医学资源的搜索引擎，可同时对 CDSR、PubMed、美国国家实践指南（NGC）、美国卫生研究质量管理机构的资料库（AHRQ）等数据库进行跨库检索，获取所需要的临床证据。

2. TRIP

TRIP（http://www.tripdatabase.com）涵盖了 100 余个高质量医学信息网站，可检索系统评价库如 CDSR、DARE，以及临床指南和常用医学期刊数据库，如 JAMA、NEJM 和 BMJ 等。

第二节　循证医学研究证据的检索与利用

一、循证医学研究证据的检索思路

1. 确定临床问题及类型

根据 PICO 原则构建临床问题，P：问题的对象（patient or population，患者或人群）；I：干预措施（intervention，如诊断治疗方法）；C：其他备选措施（comparison，即比较措施）；O：结果（outcome，即干预措施的诊疗效果）。

2. 选择数据库

每一种检索工具都有其收录范围与收录特点，根据临床问题选择相关最佳数据库，方便、快速、高效地获取循证医学信息资源。①首选检索经筛选或评价的二次研究证据，如 Clinical Evidence、Cochrane Library 等。②检索未经评估或筛选的原始研究证据,如 PubMed、维普资讯、万方数据、中国知网、中国生物医学文献数据库等。

3. 制订信息采集检索策略,实施检索

用户根据检索需要与检索工具的检索功能和特点,选取恰当的检索方式与检索途径。确定检索词和构建检索表达式,检索相关数据库。

4. 评价、总结研究证据

严格评价研究证据的真实性、重要性和外在适用性。真实性是指研究方法是否合理、统计分析是否正确、结论是否可靠、研究结果是否支持作者的研究结论;重要性是指研究本身是否具有临床价值,主要采用临床研究结果指标及具体数据反映;外在适用性是指研究结果和结论在不同地点和结合临床实践中具体病例的推广应用价值,即研究证据的外推性。

5. 应用研究证据指导临床实践

应用最佳证据指导临床决策,服务于临床实践。最好的临床决策需要权衡利弊和充分考虑患者的价值观和意愿。

二、循证医学研究证据的检索

(一)Cochrane Library

登录网址 http://www.cochranelibrary.com/,进入 Cochrane Library 主页,Cochrane Library提供了快速检索、"Browse"(浏览)和"Advanced Search"(高级检索)三种检索方式,如图 6-3 右上角所示。

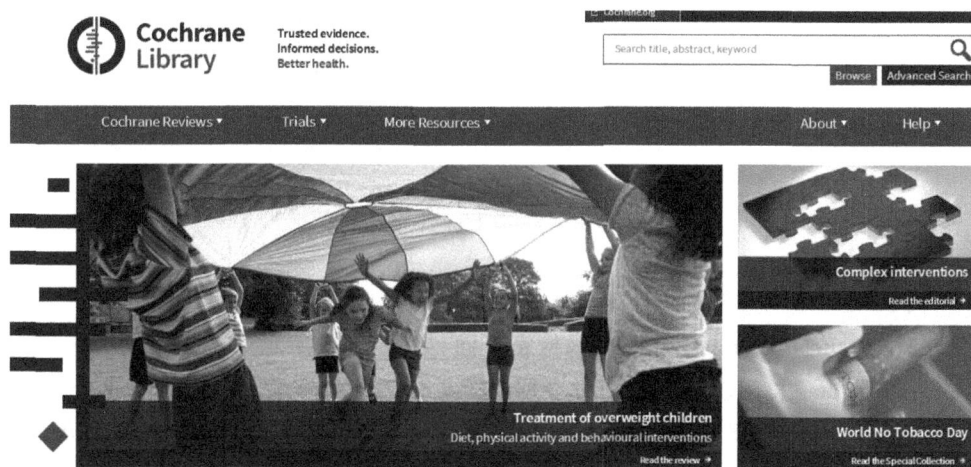

图 6-3 Cochrane Library 主页

1. 快速检索

当用户输入检索词,点击放大镜图示,系统默认对检索词在 title、abstract、keyword 三个字段中进行检索。

2. 浏览

点击"Browse",系统默认进行基于主题的浏览(Browse by Topic),如图 6 - 4 所示,点击任一主题即进入检索结果页面;在页面底部点击"browse by Cochrane Review Group",可切换至以 Cochrane 评价小组的方式进行浏览。

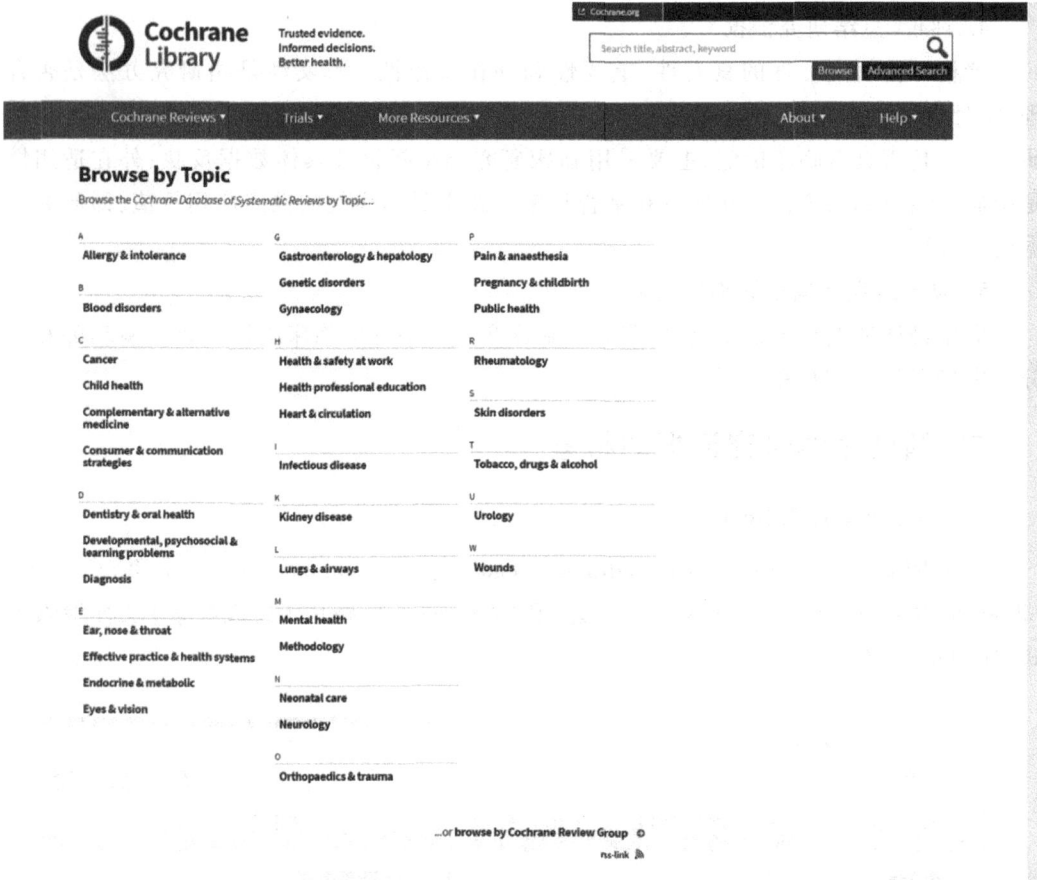

图 6 - 4　Cochrane Library 浏览页面

3. 高级检索

点击"Advanced Search",进入高级检索页面,如图 6 - 5 所示。检索页面分为四个功能区。①"Search":检索功能。用户可根据系统提供的检索字段,输入检索词,点击" + "" - "符号增加或减少逻辑检索行,选择逻辑运算符,进行较复杂的逻辑组配检索。②"Search Manager":检索管理器,用于存储逻辑检索式以进一步利用。③"Medical Terms(MeSH)":主题词检索。主题词采用美国国立医学图书馆编制的医学主题词表(MeSH)。④"Browse":针对"Cochrane Reviews"提供了"Browse by Topic""Browse by Review Group""Highlighted Reviews""View Current Issue"的浏览方法,此外还提供了按不同资源类型浏览的链接。

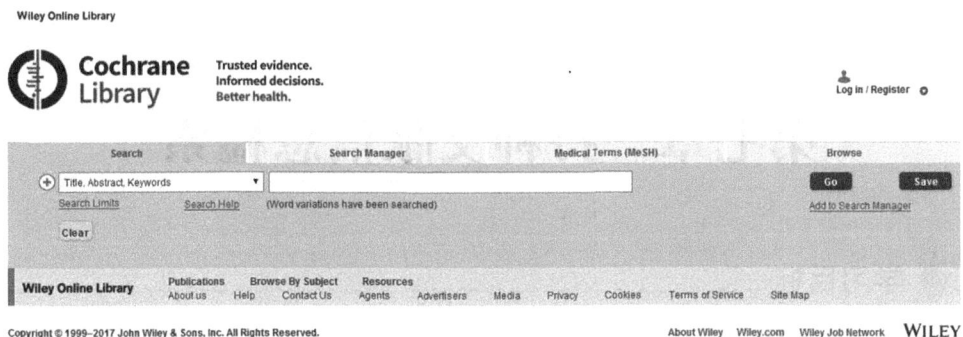

图 6 - 5 Cochrane Library 高级检索页面

以"Child Asthma"为例,检索结果如图 6 - 6 所示,命中文献数为 7062 篇,自动进行不同资源类型的汇总,用户可根据需要自行切换浏览。

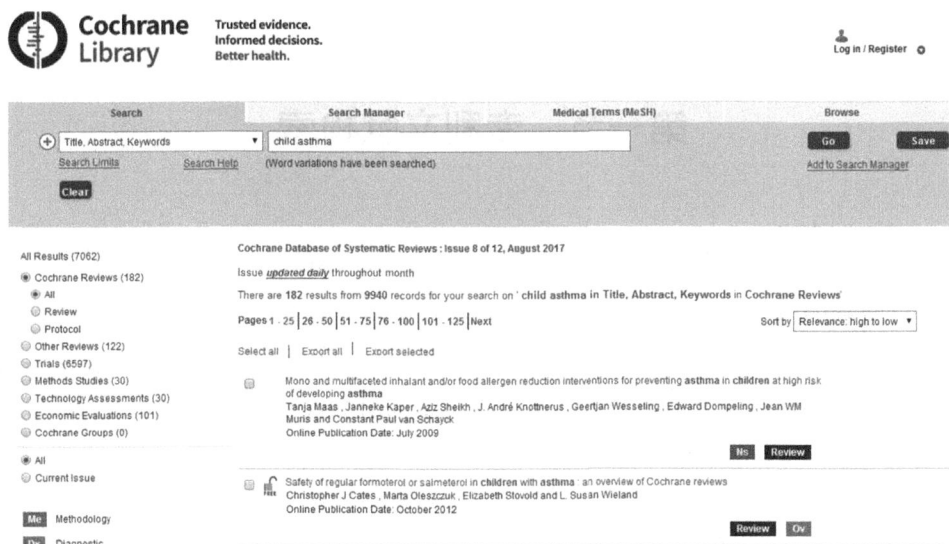

图 6 - 6 Cochrane Library 检索结果页面

(二)其他数据库检索

Ovid 平台、PubMed、CBM、万方数据、维普资讯、中国知网等数据库检索方法见各相应章节。

目标检测

1. 循证医学证据有哪些分级方法?
2. 检索关于"冠心病中草药治疗"的循证医学系统评价的文献,可使用哪些数据库?请分别写出检索表达式和命中文献数。

第七章　特种文献信息检索

学习目标

【学习目标】培养学生特种文献信息资源获取的能力。

【知识要求】了解特种文献的类型；掌握专利、会议文献、学位论文等特种文献的获取途径。

【能力要求】学会获取专利、会议文献、学位论文的途径和方法。

第一节　专利文献检索

一、专利基础知识

（一）专利的概念

专利是受法律规范保护的发明创造，指一项发明创造向国家审批机关提出专利申请，经依法审查合格后向专利申请人授予的在规定的时间内对该项发明创造享有的专有权。专利包含三方面的内容。

1. 专利权

专利权是国家依法在一定时期内授予发明创造者或者其权利继受者独占使用其发明创造的权利。

2. 专利技术

专利技术即受专利法保护的发明创造，是指受国家认可并在公开的基础上进行法律保护的专有技术。专利在这里具体指的是技术方法，即受国家法律保护的技术或方案。

3. 专利说明书

专利说明书是指专利局颁发的确认申请人对其发明创造享有的专利权的专利证书或指记载发明创造内容的专利文献。

（二）专利的特性

1. 独占性

专利权是一种专有权，这种权利具有独占的排他性。非专利权人要想使用他人的专利技术，必须依法征得专利权人的同意或许可。

2. 地域性

一个国家依照其专利法授予的专利权,仅在该国法律的管辖的范围内有效,对其他国家没有任何约束力。

3. 时间性

专利权的法律保护具有时间性。中国的发明专利权期限为 20 年,实用新型专利权和外观设计专利权期限为 10 年,均自申请日起计算。

(三)专利申请具备的条件

1. 新颖性

新颖性是指申请专利的发明或实用新型是前所未有的,即在申请日前没有相同的发明或实用新型在国内外出版物上公开发表,没有在国内公开使用或以其他方式为公众所知,也没有他人以相同发明或实用新型由向专利局提出过申请,并记载在申请日以后公布的专利文献中。

2. 创造性

创造性是指申请专利的发明或实用新型要比现有技术先进。

3. 实用性

实用性是指该发明或实用新型能够制造或者使用,并且能够产生积极效果。

(四)专利的类型

专利的种类在不同的国家有不同规定,美国专利种类有发明专利、外观设计专利和植物专利。在中国、日本、德国等国,将专利划分为发明专利、实用新型专利和外观设计专利。

1. 发明专利

发明专利是指对产品、方法或对其改进所提出的新的技术方案。

2. 实用新型专利

实用新型专利是指对产品的形状、构造或组合提出的新的实用的技术方案。

3. 外观设计专利

外观设计专利是指对产品的形状、图案、配色或其结合作出的新颖设计。

(五)不能授予专利权的情形

《中华人民共和国专利法》规定,以下各项不能授予专利权:①对违反法律、社会公德或者妨害公共利益的发明创造;②对违反法律、行政法规的规定获取或者利用遗传资源,并依赖该遗传资源完成的发明创造;③科学发现;④智力活动的规则与方法;⑤通过原子核裂变获得的物质;⑥动、植物新品种;⑦疾病的诊断和治疗方法等;⑧对平面印刷品的图案、色彩或者二者的结合作出的主要起标识作用的设计。

二、国际专利分类法

国际专利分类法(IPC)是目前唯一国际通用的专利文献分类和检索工具,它按照技术主题来设立类目表。首先将与发明专利有关的全部技术领域划分为八个部,部号分别用大写英文字母 A 到 H 来表示。

A 部:人类生活必需

B 部:作业;运输

C 部:化学;冶金

D 部:纺织;造纸

E 部:固定建筑物

F 部:机械工程;照明;加热;爆破

G 部:物理

H 部:电学

各部按等级形式再细分为大类、小类、主组、分组,形成五级分类的结构形式。一个完整的分类号由代表部、大类、小类、主组或分组的符号构成。

三、专利文献的概念、特点及作用

(一)专利文献的概念

专利文献的概念有广义和狭义之分:广义的专利文献指与专利有关的一切资料,包括专利申请书、专利说明书、专利公报、专利检索工具等;狭义的专利文献仅指各国(地区)专利局出版的专利说明书或发明说明书。专利说明书是专利文献的主体,是个人或企业为了获得某项发明的专利权,在申请专利时必须向专利局呈交的有关该发明的详细技术说明。

1. 专利族

专利族是具有共同优先权的、在不同国家或国际专利组织多次申请、多次公布或批准的内容相同或基本相同的一组专利文献。同一专利族中的专利文献均为该专利族成员,互为同族专利。

2. 优先权

优先权是巴黎联盟各成员国给予本联盟任一国家的专利申请人的一种优惠权,即联盟内专利申请人已在某成员国第一次正式就一项发明创造申请专利,当申请人就该发明创造在规定的时间内向本联盟其他国家申请专利时,申请人有权享有第一次申请的申请日期。发明和实用新型的优先权期限为 12 个月,外观设计的优先权期限为 6 个月。

(二)专利文献的特点

1. 内容新颖,出版迅速

各国专利法均规定申请专利的发明必须具有新颖性,特别是由于大多数国家采用了先申请原则,即分别就同样发明内容申请专利的,专利权将授予最先申请者。这就促使发明者在完成发明构思后迅速申请专利。

2. 内容可靠

发明说明书等有关文件的撰写大多是由受过专门训练的代理人会同发明人共同完成的,而且还需经过专利局的严格审查,因此,其内容较为可靠。

3. 内容详细,格式规范化

各国专利说明书基本上都是按照国际统一的格式印刷出版,著录项目都有统一的识别代码,国家名称也有统一的代号。

4. 寓技术、法律和经济情报于一体

从专利文献中可了解发明技术的实质、专利权的范围和时限,还能根据专利申请活动的情况,觉察正在开拓的新技术市场以及它对经济发展的影响。

5. 重复性

由于同一项发明用各种语言向多个国家申请专利,此外,不少国家专利局在受理和审批专利申请的过程中,对发明说明书要先后公布几次,造成了专利文献的重复。

(三)专利文献的作用

1. 对专利申请进行专利性检索

申请人在申请专利前,应检索相关的专利文献,确定该项发明是否具有新颖性、创造性与实用性,以免提出申请后不能获得专利权。

2. 启迪发明创造思路

许多发明是从他人的发明基础上发展起来的,或者从中获得启发、借鉴。

3. 可以了解该领域的最新动态

专利文献的报道比其他文献早 1～3 年,而且一项新技术的诞生到推广应用有个过程,存在一个"时间差",少则几个月,多则几十年。因此我们从专利文献中可以了解科技发展的最新动态。

4. 有利于技术转让

企业在寻找新技术时,较好的方法是检索专利文献,在该技术领域中检索出众多的技术,然后择优筛选。

5. 有利于企业的技术开发

专利文献检索可以避免浪费和重复劳动,可以借鉴以往的发明,开发出技术先进且有市场潜力的产品,还可以从中了解竞争对手的发展动态,以便采取相应的应对措施。

6. 有利于引进国外先进技术和设备

专利文献检索不仅可以避免盲目引进或引进过期专利,而且可以货比三家,从中找出先进且又适合国情的技术。

7. 作为专利诉讼的有力依据

在专利侵权诉讼中,被告在被起诉侵权时,应检索专利文献,查看原告的专利资料及相关的背景技术,以避免败诉;专利申请人对于专利局复审委员会作出某决定(驳回或撤销或无效或维持等)不服向人民法院起诉时,同样应检索专利文献,并提供相关的资料。

四、专利文献检索方法

(一)关键词检索

关键词检索是通过主题词或关键词检索专利文献,是系统检索专利文献的常用途径。

(二)名称检索

名称检索是通过发明人、专利申请人、专利权人、专利受让人的姓名查找特定的专利文献。

(三)号码检索

号码检索是通过申请号、专利号、申请国别、申请日期等检索专利文献,还可以从文献中获得分类号、优先权等信息进一步扩大检索,获得同族专利或相同专利。

(四)分类检索

分类检索是利用《国际专利分类表》确定 IPC 号,以 IPC 号为检索点进行检索。

五、国内常用专利文献检索数据库

(一)中华人民共和国国家知识产权局

中华人民共和国国家知识产权局(http://www. pss – system. gov. cn/)专利数据库收录了 103 个国家、地区和组织的专利数据,以及引文、同族、法律状态等数据信息,其中涵盖了中国、美国、日本、韩国、英国、法国、德国、瑞士、俄罗斯、欧洲专利局和世界知识产权组织等。

(二)中国知识产权网

中国知识产权网(http://www. cnipr. com/)是由国家知识产权局知识产权出版社主办的知识产权领域的专业网站,收录了 1985 年《中华人民共和国专利法》实施以来我国公开的全部专利,以及 90 多个其他国家的专利数据库资源。

(三)中国专利信息网

中国专利信息网(http://www. patent. com. cn/)于 1997 年 10 月建立,是国内较早提供专利信息服务的网站。网站具有中国专利文摘检索、中国专利英文文摘检索,以及中文专利全文下载功能,并采用会员制管理方式向社会公众提供网上检索、网上咨询、检索技术、邮件管理等服务。

(四)其他国内专利数据库

中国发明专利技术信息网、中国专利网、专利查询网、中国知网、万方数据知识服务平台、国家科技图书文献中心等均可检索中国专利。

六、国外常用专利文献检索数据库

(一)美国专利数据库

美国专利数据库(http://patft. uspto. gov/)收录了 1790 年以来美国的所有专利,分为授权专利库和专利申请库两个入口,设置三种检索方式:快速检索、高级检索和专利号检索,不仅可免费检索题录、文摘和全文,还提供如专利申请、专利法律状态查询、专利审查流程等信息。

（二）欧洲专利数据库

欧洲专利数据库（http://ep. espacenet. com/）是欧洲专利局及其成员国提供的免费的专利信息检索系统，收录了 1920 年以来世界上 90 多个国家和地区出版的专利文献，设置三种检索方式：智能检索、高级检索、分类检索。

（三）德温特专利数据库

德温特专利数据库（https://clarivate. com/products/derwent/）包含了 Derwent World Patents Index 和 Derwent Patents Citation Index 专利信息资源，收录了来自世界各地超过 48 家专利授予机构提供的增值专利信息，涵盖 5280 万份专利文献和 2400 万个同族专利（数据截止 2013 年 6 月），每周更新并回溯至 1963 年，是检索全球专利最权威的数据库。用户不仅可以通过它检索专利信息，而且可以通过这个数据库检索到专利的引用情况。

（四）其他国外专利数据库

其他国外专利数据库有日本专利局、英国专利局、德国专利商标局、加拿大专利数据库、世界专利数据库等。

第二节　医学会议文献检索

一、医学会议文献概述

会议文献是指在各种学术会议上发表的学术报告、会议录和论文集等文献。狭义的医学会议文献仅指医学会议上发表的论文、报告等文献；广义的医学会议文献还包括医学会议消息，即预告会议召开的时间、地点、议题等信息。

二、医学会议信息检索

（一）医学会议在线

医学会议在线（http://www. medig. com. cn/）提供国内及时、全面的医学会议消息以及深入、完整的医学会议内容资讯，免费注册后即可查找即将召开或已经召开的近期的会议消息及具体会议内容。

（二）中国学术会议在线

中国学术会议在线（http://www. meeting. edu. cn/）为用户提供学术会议信息预报、会议分类搜索、会议在线报名、会议论文征集、会议资料发布、会议视频点播、会议同步直播等服务。

（三）好医生网

进入好医生网主页（http://www. haoyisheng. com/），点击"会议"栏目即可检索国内召开的医学会议信息。

(四)医生指南

医生指南(DocGuide. Com)(http://www. docguide. com)是美国著名医学专业网站,会议资源中心(Congress Resource Center,CRC)是它的一个预报医学会议信息的栏目,可以通过会议召开的日期、地点或专业分类浏览和检索国际会议信息。

(五)医学会议网

医学会议网(Medical Conferences)(http://www. medical. theconferencewebsite. com/)是专门提供国际医学会议信息的专业网站,可通过会议名称、会议地点、会议日期查找相关会议信息。

三、医学会议论文检索

(一)中国重要会议论文全文数据库

中国重要会议论文全文数据库是 CNKI 系列数据库之一,重点收录了 1999 年以来中国科学技术协会及国家二级以上学会、协会、研究会、科研院所、政府举办的重要学术会议、高校重要学术会议、在国内召开的国际会议上发表的文献。其中,国际会议文献占全部文献的 20% 以上,全国性会议文献超过总量的 70%,部分重点会议文献回溯至 1953 年。

(二)万方中国学术会议论文全文数据

该数据库收录了 1998 年以来国家级学会、协会、研究会组织召开的全国性学术会议论文,提供快速检索、高级检索、经典检索及专业检索。

(三)国家科技图书馆文献中心会议论文数据库

中文会议论文数据库收录了 1985 年以来我国国家级学会、协会、研究会以及各省、市、自治区、部委等组织召开的全国性学术会议论文。外文会议论文数据库收录了 1985 年以来世界各主要学会、协会、出版机构出版的学术会议论文。

(四)ISI Proceedings 会议录数据库

ISI Proceedings 会议录数据库是 ISI(美国科技信息所)建立的学术会议录文献索引,包括科技会议录索引(ISTP)和社会科学与人文会议录索引(ISSHP)Web 版,每年收录全球著名的会议、座谈、研究会和专题讨论会的会议录资料。

(五)OCLC FirstSearch 会议论文数据库

联机计算机图书馆中心(OCLC)的 FirstSearch 检索系统中包括了国际学术会议论文索引(PapersFirst)和国际学术会议录索引(Proceedings)。数据库包括在世界各地学术会议上发表的论文和目录表。

第三节　学位论文检索

一、学位论文概述

学位论文是高等院校或科研机构的学生为获取学位资格而完成的学术性论文,包括学士论文、硕士论文及博士论文。学位论文一般不公开发表,由学位颁发单位收藏,理论性较强,探讨的问题较深刻,有些还能提出独创性见解,具有较高的学术水平和参考价值,是重要的情报资料。

二、学位论文检索

(一)中国优秀博硕士学位论文全文数据库

中国优秀博硕士学位论文全文数据库是中国知网系列数据库之一,由中国博士学位论文全文数据库和中国优秀硕士学位论文全文数据库组成,收录了 985 高校、211 高校、中国科学院、社会科学院等重点院校的博士及优秀硕士论文。

(二)万方中国学位论文全文数据库

万方中国学位论文全文数据库收录了自 1980 年以来我国各高等院校、研究生院以及研究所的硕士研究生、博士及博士后论文。

(三)国家科技图书文献中心学位论文数据库

国家科技图书文献中心学位论文数据库由中文学位论文和外文学位论文两个数据库组成。中文学位论文数据库主要收录了 1984 年至今我国高等院校、研究生院及研究院所发布的硕士、博士和博士后的论文。外文学位论文数据库收录了美国 ProQuest 公司博硕士论文库中 2001 年以来的优秀博士论文。

(四)CALIS 高校学位论文数据库

中国高等教育文献保障系统(CALIS)提供了中外文学位论文数据库检索。CALIS 学位论文中心服务系统面向全国高校师生提供中外文学位论文检索和获取服务。外文学位论文数据库仅限于购买了学位论文全文使用权的学校和机构使用。

(五)国家图书馆博士学位论文数据库

国家图书馆学位论文收藏中心是国务院学位委员会指定的全国唯一负责全面收藏和整理我国学位论文的专门机构,也是人事部专家司确定的唯一负责全面收藏博士后研究报告的专门机构。此外,还收藏部分院校的硕士学位论文、台湾博士学位论文和部分海外华人华侨学位论文。

(六)PQDD 博硕士论文库

PQDD(ProQuest Digital Dissertations)是美国 ProQuest 公司出版的博硕士论文数据库,是 DAO(Dissertation Abstracts Ondisc)光盘数据库的网络版,在 ProQuest 平台上提供服务。它收录了欧美 1000 余所大学从 1861 年起到本年度本学期获得通过的博、硕士论文信息,是目前世界上最大和最广泛使用的学位论文数据库。数据库主要收录论文摘要,其中 1997 年以来的部分论文不但能看到文摘索引信息,还可以看到前 24 页的论文原文。

目标检测

1. 专利文献的获取途径有哪些?
2. 医学会议文献有什么特点? 医学会议信息及会议论文的获取途径有哪些?
3. 学位论文的获取途径有哪些?

第八章　医学信息分析、评价与利用

学习目标

【学习目标】学习医学信息资源的综合利用,培养学生综合信息素质,提高学生自学能力和研究能力。

【知识要求】了解医学信息分析的概念、功能及评价方法,医学信息资源的评价方法,科技查新工作的概念及作用;掌握医学论文的特征、基本格式。

【能力要求】通过医学信息资源的综合利用的学习,学生应该掌握医学信息资源的分析、评价方法,懂得获取、分析、整理、评价和有效利用医学文献信息。

第一节　医学信息分析

信息分析(information analysis)是在现代信息分析与咨询活动飞速发展的背景下,于20世纪50年代由情报科学中派生出来的一门新兴学科。近二三十年来,在信息的广泛传播过程中,信息分析得到了迅猛发展。信息分析,是信息工作的重要组成部分,是信息活动中的一种创造性劳动。信息分析是情报研究在新形势下的发展和继承,它以用户的特定需求为依托、以定性和定量研究方法为手段,通过对信息资源的收集、整理、鉴别、评价、分析、综合等系列化的加工,形成新的、增值的信息产品,最终为不同层次的科学管理决策服务,是一项具有科研性质的智能活动。医学信息分析是开发和利用医学信息资源,为医学教育、临床诊疗、科学研究、管理决策提供服务的一项高层次工作。

一、医学信息分析的内涵

20世纪中叶,为应对信息激增的需要,诞生了一门新兴的学科——情报分析研究。我国情报界对此门新兴学科尚无统一的名称,有人称为"情报调研",也有人称为"情报分析研究"。"信息分析"一词近年来才逐渐被人们所采用。随着医学科技的进步,特别是人类基因组计划项目的实施、研究领域的不断深入,国际医学合作交流的日益频繁及卫生信息化发展的趋势,信息分析的需求数量和种类都在增加,各个医疗机构和部门不仅需要宏观上的信息分析来提示信息的普遍规律和一般方法,而且还需要微观上的信息分析来提供专业信息的特殊规律和专门方法。

(一)医学信息分析的概念

医学信息分析是指根据研究课题的目标,收集国内外相关医学信息,对有价值的医学信息进行综合分析,编写出有根据、有对比、有分析、有评价、有预测的报告,对医学教学、科研、临床决策、卫生服务、卫生管理和市场活动提供知识管理和科学服务。它具有以下主要特性。

1. 目的性

医学信息分析是以用户需求为基础的一项知识再创造工作,主要为决策服务。

2. 研究性

医学信息分析是对各种相关信息进行深度加工的过程,即对信息进行鉴别、评价、筛选、揭示、整序、分析、提炼、组织、综合研究,使信息从无序到有序、给信息重新定位、创造新信息系统的过程。

3. 价值性

通过医学信息分析,可以形成新的增值的信息,赋予了信息新价值,使其成为用户需要的知识,为医学研究和临床决策提供指导帮助。

(二)医学信息分析的功能及作用

医学信息分析的主要功能是以医学教学、科研、临床、管理等信息用户的需求为出发点,对医学信息进行深度加工,把静态的、尚未体现价值的信息激活,使其成为用户需要的知识。它的功能主要体现在以下三个方面。

1. 整理和鉴别的功能

通过分析可以将分散的信息有序化,并对整理后的信息进行去伪、辨真、权重等,使信息更贴近用户的需求。

2. 提炼和推论的功能

医学信息分析不同于二次文献的加工,是对信息群体的提炼、比较、挖掘、分析、概括、判断和推论,往往要将上百篇原始文献最后浓缩到几千字,这是医学信息分析过程的核心环节,体现了信息分析最核心的作用。

3. 预测与反馈的功能

通过对收集的信息进行推理、演绎和猜想,以达到提供"决策建议"的目的,并能起到对医药卫生信息进行跟踪、评估和修正的作用。

知识拓展

1969 年,Molanter(莫蓝特)在 *Progress* 的杂志上发表一篇关于氢弹制造的文章,阐述了氢弹制造的过程和相关数据,引起美国政府和中心情报局极大的震动。这篇文章中列出的 1322 个数据是美国政府高度保密的资料。当时美国当局认为保密资料被人窃取了,但是经过中心情报局的缜密侦察,证实这些保密资料并没有被盗取的迹象。这篇文章的作者既没有去盗窃也没有向人收买这些保密数据。最后追问莫蓝特本人才得知,这些保密数据是他正当合法地运用了三种方法获取:其一,广泛收集公开发表有关氢弹的一切文献,并加以分析和研究;其二,参观有关核武器展出的博物馆,取得一切可公开的资料;其三,花了九个月的时间潜心研究热核物理学。

二、医学信息分析的步骤

医学信息分析是对医疗、科研、教学、管理等方面的信息进行综合分析、研究和预测的科学活动,其作用体现在为临床诊疗、卫生决策、科研项目遴选等课题提供系统、准确、及时的信息分析成果。信息分析是一项流程化的工作,每一个环节都是在前一环节的基础上进行的。在对信息进行分析预测之前,研究的团队需要做一系列的准备工作,即课题的选定、信息的收集与整理等。

(一)医学信息分析选题

选题是信息分析活动中的重要环节,也是信息分析研究的第一步,其主要的任务是确定信息分析的目标与研究对象。世界著名的物理学家杨振宁教授曾经说过:"一个好的选题,等于实验成功了一半。"选择的正确与否,直接关系到分析目标能否达到。如果选题不当,那么不管收集到的信息资料多么完整,报告多么精炼,也只能是事倍功半。

(二)医学信息的收集

确定了选题后,第二步的工作就是有关信息的收集。收集和掌握全面的、扎实的有关研究课题的信息,是展开信息分析的根本依据。从信息处理的全过程来看,收集是起点,也是整个信息处理的源头。信息收集有明确的目的性,对信息收集的目标进行研究,归纳出若干信息需求,可以使信息收集的方向更为明确。

(三)医学信息素材的整理、分析

由于信息来源和获取途径的多样性,获得的素材往往数量大、内容杂、体系乱。因此,必须对收集的材料进行形式和内容的分类筛选和加工整理,使之有序;然后再进行系统分析,通过定性或定量的方法,综合研究以对信息进行再创造,形成新的增值的信息。从而确保素材的可靠性、先进性和适用性。

三、医学信息分析的方法

信息分析方法是进行信息分析的工具,是实现信息分析工作目标的手段。信息分析方法,可以分为定性分析、定量分析以及拟定量分析(定量与定性相结合)三种方法。定性分析,主要是凭经验模式和直观判断等方法为管理、决策提供参考依据;定量分析,是在理论思辨的基础上,用数量统计、数学规划、经济数学模型等方法对科学现象的内外部进行"量"的分析和考察,寻找有决策意义结论的方法。定性是定量的基础,定量则是定性的精确化。下面介绍几种常用的定量分析、定性分析及拟定量分析方法。

(一)定量分析的基本方法

1. 时间序列法

时间序列法主要用来对技术发展的全过程进行描述,另外,还可以对各种繁杂数据进行整理与修匀,以便为后续工作提供可靠的数据基础。

2. 回归法

回归法注重研究不同对象间的相关关系,以期找到一种科学的数学模型来描述这种关系,从而为后续的工作提供科学的理论依据。

3. 聚类法

聚类法,又称数值分类学分析,是以对象的测量或计量数据为基础,把具有相似性的一些对象组合成类的方法。它通过各种数学运算把相近或相似的信息进行聚类,从而达到清晰简化分析对象的目的。

(二)定性分析的基本方法

1. 德尔菲调查法

德尔菲调查法,又称专家调查法,主要是以专家的知识及经验为基础,对分析对象进行多次的调查与反馈,以使专家思想达到统一为最终目标。该方法可以很好地解决数据缺失、知识匮乏、经验不足等方面的问题,是目前应用非常广泛的一种定性分析方法。

2. 分类比较法

信息分析的开始阶段,分类比较往往是认识、区分事物的基本方法。在进行分类比较时,应注意以下几点:可比性、确立比较标准、比较方式的选择、内容的深度、基本的定性分析方法。其功能上类似于聚类分析法,但主要是采用定性理论进行分析,是进行各种定性分析的基础。

3. 归纳推理法

归纳推理法是基本的定性分析方法,重点在于推理,是进行各种定性分析的基础。

(三)拟定量分析的基本方法

1. 关联分析法

数据挖掘与知识发现是人们获取信息的一个重要研究领域,关联分析作为其主要分支也越来越多地被应用在专利信息分析与研究领域。该方法通过对不同对象或数据间偶然与必然关系的分析来发现其中隐藏的、预先未知的、有趣的信息,其结果往往极具参考价值。

2. 内容分析法

内容分析法为分析信息所含内容提供了一系列科学的理论依据,并为大规模的信息处理提供了多种有效的定量处理流程。它是进行专利信息分析与研究的重要基本方法。

第二节　网络医学信息资源的评价

医学信息资源的评价可以分为传统文献信息资源评价和网络医学信息资源的评价。传统文献信息资源评价侧重于从文献内容的准确性、完整性、信息服务、文献更新等角度的评价。随着数字化时代的来临,现在主要是针对网络医学信息资源的评价,本节将对此重点介绍。

一、网络医学信息资源评价的意义

由于互联网信息发布简便,不良信息泛滥成灾,专业人员和非专业人员都需对信息加以甄别,判断其适用性和准确性。因此,对于网络生物医学信息资源的利用,必须经过评价、甄别和筛选。

二、网络医学信息资源评价的标准

传统印刷型信息环境,不仅有着成熟和系统的信息发布质量控制机制,而且对印刷型文献也形成了科学的评价方法和指标体系,我国已制定出医药卫生期刊质量要求和评价标准。借鉴和参照这些评价方法和指标体系,同样可以对网上医学信息资源进行评价,从中筛选出符合特定信息需求的医学信息。尽管大多数学者赞同可利用印刷型环境下的文献评价指标来评价网络信息资源,但由于网络信息资源具有与印刷型信息资源不同的特性,需提出真正适合网络信息资源的评价标准。

医学信息资源评价标准比普通的网络信息评价标准更为具体、详细。美国卫生信息技术研究所组织了数十名卫生、医药、信息领域的专家共同制定了一个评估网络医学信息的质量标准,包括推荐可信度、内容、意图、链接、设计、交互性和警告等 7 个一级评估指标,26 个二级评估指标。

根据评价目的、对象和方法的不同,所提出医学信息资源的评价标准并不相同,主要分为以下几个方面:内容标准,包括有效性、实用性、来源的权威性、精确性、可理解性、唯一性、质量、构成与组织;界面风格标准,包括便于浏览、提供用户支持、链接技术、艺术性;处理运营标准,包括站点的完整性、信息的完整性、系统的完整性等。

三、网络医学信息资源评价的方法

(一)定性评价法

定性评价法是指结合不同站点的收录信息原则,参照国外权威机构的评价研究标准,对不同站点信息进行收录学科、地区范围、内容的准确性和权威性、是否有同行专家评审、是否有专业学会背景、时效性、独特性、用户友好性、是否提供与其他网址的链接及链接稳定性等方面的定性评价。定性方法主要依靠评判者的主观判断。

1. 第三方评价法

第三方评价法,主要是相对于网络信息资源的发布者(所有者)以及网络信息资源用户而言的,是由第三方根据特定的信息需求,建立符合特定信息需求的信息资源评价指标体系,按照一定的评价程序或步骤,得出网络信息资源的评价结论。目前,一般采用定性评价方法,其核心在于选择合理和科学的评价指标体系,这决定了定性评价的客观性、公正性、合理性和科学性。网络信息资源的评价标准,可以从网络信息资源的形式和内容两方面来考虑。

目前主要的形式为商业性的专业网络资源评价网站及图书馆提供的网络资源评价服务。前者多侧重于综合性网络资源,面向普通网络用户,所选择的评价指标体系包括日访问量、网站设计的感官效果等,注重网络资源的形式而不注重信息内容。后者主要针对学术信息资源评价,具有专业性,采用的评价指标体系多侧重于信息内容,且考虑网络信息的权威性、学说性,是专为科学研究而服务的。

2. 专家评价法

专家评价法是邀请有关学科专家、医学信息资源管理者、医学信息专家等依照一定的指标体系对网站进行投标评比,将评比结果相加后依高分向低分顺序排列,或按星级进行评级。

3. 用户评价法

用户评价法多为定性评价方法,主要是由网络资源评价的专业机构向用户提供评价指标体系和方法,由用户根据自身特定的信息需求从中选择符合需要的评价指标和方法。这有助于用户收集完全符合要求的高质量的信息资源。其不足之处:一是加重了用户的负担;二是用户个人需求容易影响资源发现和挖掘的全面性。

(二)定量评价法

传统的以专家评价意见为主要依据的定性评价法存在诸多缺点:如人工评价不可避免地受到主观因素影响,各评价机构采用的评价标准和评价指标体系不尽相同,这些在一定程度上影响评价结果的客观性,也降低评价的可信度等。为克服定性评价方法的不足,有学者提出了定量评价的思路。

定量评价,是指按照数量分析方法,从某学科站点分布及收录重点和方向、用户数量、某站点(页面)被其他页面引用的情况等客观量化角度对网络信息资源进行优选和评价。采用定量方法相对于第三方评价法或专家评价法来说,具有方便快速、客观公正、评价范围广等优点。

网络信息资源的评价方法将向定性和定量相结合的方向发展。定性评价方法和定量评价方法应该相互弥补、相辅相成,以定性评价方法的全面性和成熟性来弥补定量评价方法的不稳定性;以定量评价方法的科学性、客观性来弥补定性评价方法的主观性,最终达到综合、科学评价网络信息资源的目标。

四、网络医学信息资源评价的步骤

1. 确定评价对象

确定要对哪些具体的网上信息和网站进行评价。

2. 建立和选择评价指标体系

根据互联网医学信息资源的特点,分析评价对象的各个特征因素,建立评价指标体系。同时按照评价目的,有针对性地对指标加以遴选。

3. 运用评价指标体系进行评价

根据互联网医学信息资源评价指标体系,逐个地对评价对象的每项指标进行评估打分,并计算出每个评价对象的综合得分。

4. 提交评价结果

将评价结果按照综合得分高低进行排序,并写出评价报告,将最后的评价结果提供给用户。

5. 收集用户反馈信息

不再赘述。

第三节　医学信息的综合利用

一、科技查新

（一）科技查新的概念

科技查新,简称查新,是指查新机构根据查新委托人的要求,按照科技查新规范,围绕项目科学技术要点,针对查新点,查新其新颖性的信息咨询服务工作。科技查新,是文献检索和情报调研相结合的情报研究工作,它以文献为基础,以文献检索和情报调研为手段,以检出结果为依据,通过综合分析,对查新项目的新颖性进行情报学审查,写出有依据、有分析、有对比、有结论的查新报告。其通过检出文献的客观事实来对项目的新颖性做出结论,因此,查新有较严格的年限、范围和程序规定,有查全、查准的严格要求,要求给出明确的结论,查新结论具有客观性和鉴证性,但不是全面的成果评审结论。

（二）科技查新的作用

科技查新可以确保科技项目研究质量,防止低水平重复,促进科技项目和成果管理的科学化和规范化。其作用具体表现在以下三个方面。

1. 为科研立项提供客观依据

在申报各级各类科技计划、各种基金项目、新产品开发正式立项前,首要的工作是全面、准确地掌握国内外的有关情报,查清该课题在国内外是否已研究开发过。通过查新可以了解国内外有关科学技术的研究开发方向和发展水平;是否已研究开发或正在研究开发;研究开发的深度及广度;已解决和尚未解决的问题等。为所选课题在研究开发目标、技术路线、技术内容、技术指标、技术水平等方面是否具有新颖性提供依据,从而为科研立项提供论证依据,以避免无效的劳动或低水平重复研究,促进科研管理的科学化。

2. 为科技成果的鉴定、评估、验收、转化、奖励等提供客观依据

查新可以保证科技成果的鉴定、评估、验收、转化、奖励等具有科学性和可靠性,为专家和管理部门鉴定提供全面、准确的客观依据。

3. 为科技人员进行研究开发提供可靠而丰富的信息

随着科学技术的不断发展,学科分类越来越细,信息源于不同的载体已成为普遍现象,这给获取信息带来了一定的难度。通过专业查新人员查新,可以大量节省科研人员查阅文献的时间。查新机构一般具有丰富的信息资源和完善的计算机检索系统,可以提供文献的全面服务,保证信息的回溯性和时效性,可以满足科研工作的信息需求。

（三）科技查新的对象

科技查新主要面向处于下列阶段的研究课题开展服务:①申请科技立项;②项目验收;③科技成果鉴定;④成果申报奖励;⑤申请专利;⑥项目引进;⑦新产品开发;⑧技术咨询;⑨其他要求查新的项目。

(四)科技查新的性质

1. 查新是对科技项目的新颖性作出结论

《科技查新规范》将科技查新界定为对"新颖性"做出结论,不涉及项目的可行性、实用性和效益性的评价。

2. 查新有别于一般信息咨询和文献检索

一般信息咨询和文献检索是针对具体课题的需要,提供有关信息、相关文献线索或相关文献,对课题不进行分析和评价。查新是文献检索和信息调研相结合的信息研究工作,以文献检索和信息调研为手段,以检索结果为依据,通过综合分析,对查新项目的新颖性进行科学审查,写出有依据、有分析对比、有结论的查新报告。报告盖有国家认可的查新机构专用公章,为科技管理部门和专家评议提供可靠的依据。因此,有较为严格的检索年限、范围和程序规定,有查全率、查准率的严格要求,要求给出明确的新颖性结论,结论具有鉴证性。

3. 查新有别于专家评审

查新是信息人员通过对检出文献与项目的对比分析,对项目的新颖性作出结论。专家评审主要是依据专家本人的专业知识、实践经验以及所了解的专业信息,对被评项目的创造性、科学性、新颖性、实用性等作出评价。因此,查新和专家评审所依据的基础不同,评价的内容有较大的差别。

(五)科技查新的工作流程

1. 项目(课题)分析,确定查新咨询要点

要求透彻理解项目内容和准确分解查新咨询要点;通过与用户讨论、反复研读全部项目材料和查阅参考资料,透彻地理解和把握项目的关键内容,准确地分解查新咨询要点。

2. 文献筛检,判定密切相关文献

要求按照查新要点,全面、准确、科学地选择和组配检索用词,制订正确的检索策略,根据检索过程不断更新检索式,通过扩展和限制性检索反复交替进行判定、筛检密切相关文献。

3. 文献对比分析,逐点逐项进行比较

在认真阅读、领会密切相关文献和把握整体、突出要点的基础上,对照查新要点,按照各种内容和技术要素,逐项分别进行对比分析。

4. 综合分析,进行新颖性评价

要求在分别对查新要点逐个对比分析的基础上,再从整体上进行综合分析,对整个项目的新颖性作出评价;整体、部分或其组合是否有过文献报道;新颖性及新颖性程度如何,为科技立项和成果鉴定提供新颖性评价依据;根据逐项对比分析,对每个查新咨询要点作出新颖性评价,是否有人做过,做到何种程度,本项目该要点是否仍有别人没有做过的地方;或对已有研究有重要改进,包括对整个工艺过程众多环节中某一或某些环节有重要改进,再根据综合对比分析,对项目作出新颖性评价,全部或其中哪些部分已有人做过或没有人做过。

5. 撰写查新结论,提出查新认证书面报告

要求全面、客观、系统反映查新咨询情况,又要简明扼要,做到科学、客观、公正。查新报告包括封面、正文及签名盖章等内容,正文为报告的核心,包括三项内容:①课题的技术要点,根据用户提供的研究报告及其他技术资料写出的课题的概要,重点表述主要技术特征、参数、指标、发明点、创新点、技术进步点等;②检索过程与检索结果,包括对应于查新课题选用的检索系统、数据库、检索年限、检索词、检索式及检索命中的结果;③查新结果,对查新课题与以上命中的结果进行新颖性及先进性对比分析,最后得出查新结论。

二、医学论文写作

医学论文是科学论文的一种,是医学科学研究工作和医学实践经验的文字记录和书面总结。它是以医学科学以及有关的现代科学知识为理论指导,经过科研设计、实验与临床观察或现场调查后,得到的第一手感性资料,通过归纳分析、统计学处理等一系列的思维劳动,而写成的具有一定先进性的文章。医学论文的撰写是医学科学研究工作的重要组成部分,报道医学领域领先的科研成果,是医学科学研究工作者辛勤劳动的结晶。

人们在长期的医学实践活动中,以文字或图形等形式表达、交流医学研究成果或实践经验。医学论文写作是一门文理渗透、相互交叉的学科。它既涉及医学领域的各个方面,又涉及语言、文字、逻辑学、伦理学、哲学等。医学论文有其自身的一些规律,只要初步掌握了其基本规律,并具有一定的医学论文写作基础知识,就能够结合自己从事的医学学科写出高水平的医学论文。

(一)医学论文的类型

1. 论著

论著多为基础或临床前瞻性研究类论文。如根据某些原理设计的动物、患者或健康人进行对比观察或实验研究等资料的归纳整理而撰写成的论文。

2. 研究简报

研究简报是为某一有价值重要研究的初步成果而撰写的简短论文,主要目的是争取首报权。它既是重要研究成果的缩写报告,也是重要学术论著的预报。

3. 调查报告

调查报告是对某项工作、某个事件或问题,经过深入细致的调查后,将调查中收集到的材料加以系统整理,分析研究,以书面形式报告调查情况。如针对某种疾病或某种致病因素,传染源、污染源、放射源或致病微生物等所进行的调查而撰写的分析、评估报告等。

4. 经验交流

对一定时期内积累的临床资料进行回顾性分析、整理而撰写的论文,包括临床资料分析、病例报告、病案讨论等。

5. 文献综述或学术评论

根据某一专题研究或学术问题的历史背景、研究现状、前景展望、争论焦点、已经解

决或尚未解决的问题,结合自己工作实践中总结的观点或评论而撰写成的论文。

6. 学术讲座

在某一学术领域造诣较深的专家受杂志编辑部之约,就某些专题内容,结合自己的研究成果或实践经验而撰写的论文。

(二)医学论文的特性

1. 科学性

评价医学论文是否具有科学性,主要是考察其科研设计、研究方法、资料整理、数据分析、讨论、结论等是否真实反映了客观事实的标准。医学论文写作者一定要树立严谨的、实事求是的科学态度,不可以为了提高论文的身价而违背逻辑推理的原则,去片面追求所谓理想的结论,以至改写实验设计、方法或结果。任何科研工作,无论是成功的经验还是失败的教训,都是有价值的,即使是某些偶然现象也可能给人们以启迪。因此,医学论文写作只能客观地记述和评价研究成果或实践经验。

2. 先进性

具有先进价值和独创意义的医学论文,是发现科研价值或科技人才的重要依据。但是,论文的先进性同科学性一样,是在课题论证和实验设计时决定的,即绝对不可违背科学精神去追求所谓的先进性,更不应置前人研究成果于不顾或贬低别人的成果。因此,在没有确实证据的情况下,不要随意用"国内外未见报道""填补国内空白""首例报告"等词语。

3. 可重复性

如果所获得的结果,别人用相同的材料、仪器设备和实验方法可以取得同样的结果,证明研究经得起实践的检验,具有可重复性。要做到这一点除了科研设计、材料、仪器设备和实验方法等因素外,写作时应详细介绍必要的、关键的内容,尤其是自己创新或改进的部分。

4. 准确性

这不仅有赖于作者对实验、观察过程的精确记录,还需要对研究结果做出合乎逻辑的推理,并且在写作时要善于归纳整理,摒弃与论文无关的内容,提炼语言文字,准确地选定名词术语等。这就要求作者要掌握医学论文的写作特点,熟练地运用医学论文的写作技巧。

5. 规范性和标准化

医学论文在长期的发展中,形成了自己的结构特色,即有相对固定的体例形式。如前瞻性研究类论文,其大体结构为引言、材料和方法或对象和方法、结果、讨论等;临床资料、回顾类论文,其大体结构为引言、临床资料(病例报告)、讨论等。同时,医学论文涉及大量的医学名词、术语、药名以及数量、单位、符号和缩写形式等,这些既涉及国际、国家规范、标准,也涉及专业或学科规范、标准。如参考文献著录格式——温哥华格式、《中华人民共和国法定计量单位》《中华人民共和国药典》等。此外,各种疾病的诊断标准、疗效标准,以及有关检查、检测的操作标准及其正常值的判定标准等。有的作者往往另外制定一套标准,以致无法与同行公认的标准进行比较,这样,论文也就有可能失去发表的价值。因此,规范化和标准化是医学论文写作必须遵循的一个重要原则。

6. 伦理性

医学论文常涉及被试动物、志愿者和患者,因此,写作时须遵守医学伦理道德。例如,注意执行动物保护法,维护志愿者和患者的隐私权、肖像权,注意为患者保守秘密等,特别是涉及人工授精、人体药物试验、变性手术、性医学、某些特殊的误诊误治病例报告等,更应注意遵守医学伦理道德,把握写作分寸。

(三)医学论文的格式与内容

医学论文有统一的论文格式要求,特定的规范和格式,成为作者共同遵循的写作体例。1978 年,产生了国际通用的生物医学期刊的投稿格式统一要求,即温哥华格式:《对生物医学期刊文稿的统一要求》。

1. 标题

标题又称题名或题目,它是以最恰当、最简明的词语反映论文中最重要的特定内容的逻辑组合。

2. 作者署名

作者署名有集体署名和个人署名。个人署名大致分为两种形式:单作者和多作者。后者按署名顺序列为第一作者、第二作者……重要的是坚持实事求是的态度,对研究工作与论文撰写实际贡献最大的列为第一作者,贡献次之的,列为第二作者,余类推。署名一是为了表明文责自负;二是记录作者的劳动成果;三是便于读者与作者的联系及文献检索(作者索引)。

3. 摘要

医学论文一般应有摘要,有些为了国际交流,还有外文(多用英文)摘要。它是论文内容不加注释和评论的简短陈述。摘要应包含以下内容:①从事这一研究的目的和重要性;②研究的主要内容,指明完成了哪些工作;③获得的基本结论和研究成果,突出论文的新见解;④结论或结果的意义。医学论文摘要虽然要反映以上内容,但文字必须十分简练,篇幅大小一般限制其字数不超过论文字数的 5% 。例如,对于 6000 字的一篇论文,其摘要一般不超出 300 字。医学论文摘要不要列举例证,不讲研究过程,不用图表,不给化学结构式,也不要作自我评价。

4. 关键词

关键词是标示文献主题内容的词,可以是自由词或主题词。关键词的一般选择方法是:由作者在完成论文写作后,纵观全文,选出能表达论文主要内容的信息或词汇,这些信息或词汇,可以从论文标题中或论文内容中去查找。

5. 中图分类号

中图分类号是按《中国图书馆分类法》给出论文内容涉及学科的分类号。涉及多学科的论文可给出多个分类号,主分类号排列在第一位。

6. 文献标识码

文献标识码是按照《中国学术期刊(光盘版)检索与评价数据规范》规定的分类码,对文章按其内容进行归类,以便于文献的统计、期刊评价、确定文献的检索范围,提高检索结果的适用性等。

A——理论与应用研究学术论文(包括综述、研究实验报告)。

B——实用性成果报告(科学技术)、理论学习和社会实践总结(社科类)。

C——业务指导与技术管理性文章(包括特约评论)。

D——一般动态性信息(通讯、报道、会议活动、专访等)。

E——文件、资料(历史资料、统计资料,机构、人物、知识介绍等)。

7. 正文

正文是一篇论文的本论,属于论文的主体,它占据论文的最大篇幅。论文所体现的创造性成果或新的研究结果,都将在这一部分得到充分的反映。因此,要求这一部分内容充实,论据充分、可靠,论证有力,主题明确。为了满足这一系列要求,同时也为了做到层次分明、脉络清晰,常常将正文部分分成几个大的逻辑段,一个逻辑段包含几个自然段,每一逻辑段可冠以适当的标题(分标题或小标题)。下面介绍医学论文中主要的逻辑段。

(1)引言:又称前言,属于整篇论文的引论部分,其写作内容包括研究的理由、目的、背景、前人的工作和知识空白,理论依据和实验基础,预期的结果及其在相关领域里的地位、作用和意义。引言的篇幅大小,需视整篇论文篇幅的大小及论文内容的需要来确定,长的可达 700~800 字或 1000 字左右,短的可不到 100 字。

(2)材料与方法:应给出诸如实验所用原料或材料的技术要求、数量、来源以及制备方法等方面的信息,有时还需要列出所用试剂的有关化学性质和物理性质。要避免使用商业名称,通常应使用通用化学名称。实验方法应介绍主要的实验过程,但不要机械地按年、月的次序进行描述,而应将各有关的方法结合起来描述。

(3)结果:将实验或临床观察所得数据或资料进行审核,去伪存真,再对其原始数据进行分析归纳和统计学处理就可以得出研究的结果。结果部分的写作要做到指标明确可靠,数据准确无误,文字描述言简意赅,图表设计正确合理。

(4)讨论:对引言所提出的问题的回答,将研究结果表象的感性认识升华为本质的理性认识。讨论的内容大致包括以下几个方面:①简要的概述国内外对本课题的研究近况,以及本研究的结论和结果与国际、国内先进水平相比居于什么地位;②根据研究的目的阐明本研究结果的理论意义和实践意义;③着重说明本文创新点所在,以及本研究结果从哪些方面支持创新点;④对本研究的限度、缺点、疑点等加以分析和解释,说明偶然性和必然性;⑤说明本文未能解决的问题,提出今后研究的方向。

(5)结论:结论应是论文最终的、总体的总结。结论应该准确、完整、明确、精练,该部分的写作内容主要包括以下几个方面:①本文研究结果说明了什么问题;②对前人有关的看法做了哪些修正、补充、发展、证实或否定;③本文研究的不足之处或遗留未予解决的问题,以及解决这些问题的可能的关键点和方向。

8. 参考文献

参考文献是论文中某些观点、数据、资料和方法的出处,应于文章的最后一一列出,以便读者参阅、查找有关文献。它表明了论文的科学依据和历史背景,提示了本文是在前人工作基础上的创新,即表示了对他人研究成果的尊重,又反映了论文起点的高低。

关于参考文献的书写格式,目前有两种标准。一种是国际通用的温哥华式,另一种是国家标准 GB 7714—2015 关于《信息与文献 参考文献著录规则》(2015 年 5 月 15 日颁布)的规定。但不同杂志对于参考文献的格式可能有不同的要求,在附参考文献时可参照以上两种标准和不同杂志的要求进行书写。

根据《文献类型与文献载体代码》GB 3469 规定,参考文献类型有:专著[M]、期刊[J]、论文集[C]、报纸[N]、学位论文[D]、报告[R]、标准[S]、专利[P]、联机网上期刊[DB/OL]、磁带数据库[OB/MT]、光盘图书[M/CD]、磁盘软件[CP/DK]、网上期刊[J/OL]、网上电子公告[EB/OL]等。

下面列举几种常见类型文献的著录格式。

(1)专著:[序号]著者.书名[文献类型标识].版本(第 1 版可省略).出版地:出版者,出版年.起止页.

例如:[1]罗爱静,于双成.医学文献信息检索[M].3 版.北京:人民卫生出版社,2015.

(2)期刊:[序号]著者.题名[文献类型标识].刊名,年份,卷(期):起止页.

例如:[2]陈界."文献"定义的几个问题[J].中华医学图书情报杂志,2015,(4):51-55.

(3)学位论文:[序号]著者.题名[文献类型标识].城市:培养单位,年份.页码.

(4)会议论文集:[序号]著者.题名[文献类型标识].见:文集编者,文集名[文献类型标识],出版地:出版者,出版年,起止页.

(5)电子文献:[序号]著者.题名[文献类型标识].出处及可获得地址,发表或更新日期.

(四)医学综述格式与内容

医学综述是一种较为独特的论文形式,作者围绕某一专题,收集大量相关原始文献,进行整理、阅读和分析的基础上撰写而成的综合性学术论文,属于三次文献。

综述是对某一专题或领域的历史概况、现状研究及发展动态的高度归纳概括,又常带有作者本人恰如其分的评论。它能够对医学科研或临床的研究过程进行全面系统的回顾,并报道、反映科研现状、科研发展趋势。综述在文章的篇幅、结构和参考文献等方面都有特别的要求。医学综述基本结构由前置部分、前言、主体和参考文献构成。

1. 前置部分

前置部分包括标题、作者和单位署名、摘要、关键词、中国分类号、文献标识码。

2. 前言

前言主要说明写作目的、意义、有关概念或定义,扼要介绍本专题的历史、现状、趋向和存在的问题、争论焦点等。前言的篇幅一般在 100~200 字。

3. 主体

主体是综述的核心部分,主要是提出问题、分析和解决问题。主体的常见写法有列举法、层次法、阶段法、分析综合法、对比法等。主体篇幅在 3000~6000 字。

4. 总结

总结是对主体内容进行扼要的概括,内容包括作者的观点、见解和建议。一般以100～200字以宜。

5. 参考文献

参考文献是综述不可缺少的重要组成部分,是人们了解综述选用资料的背景和依据,并且也是获取更多文献的线索。参考文献的著录格式与医学论文的格式相同。

(五)医学论文的撰写与投稿

1. 医学论文的撰写过程

医学论文的撰写,是在课题研究之后或临床实践后对所获得的资料及数据加以整理并参考大量文献的基础上进行的。医学科学研究工作中的选题、实验设计、实验与观察、资料整理与分析、理论总结等都与论文密切相关。

(1)选题阶段:论文的选题,也是科研的选题,有时一项科研可产生多篇论文。选题过程一般可分为三步:①初拟题目,在这项工作之前必须手中有信息、资料和设想,当然可以是前瞻性研究或回顾性总结;②在初步考虑拟选题目之后,应进行全面的文献检索,避免题目类同、结论陈旧和不符合客观事实;③在别人研究成果的基础上寻找尚未解决的问题作为自己的研究题目。

(2)实验研究阶段:包括应用国外或国内的先进手段、药物、手术方法、检测方法等进行临床试用、观察和随访调查,并用动物或正常人做对照试验,要求详细记录各种数据及资料,作为论证和评价成果的依据。

(3)整理、分析资料和总结阶段:对以上资料进行统计分析、绘制图表、临床分析和比较,得出显效、有效和生存率、死亡率、发病率等结论,并分析其相互关系,引证文献做对比。分析成功和失败的原因及制约因素,并对病因学、流行病学、发病机制进行论证,包括预后估价。最后对论文进行自我评价,提出有待进一步探讨的问题。

(4)撰写论文阶段:该详则详,该简则简,文字简练,用语准确,恰如其分,切忌浮夸和虚构。当然,在产生论文以前,每位作者必须学会文献检索,统计学基础知识的 χ^2 检验、T 检验、F 检验、相关分析、回归运算、如何选择样本大小等,努力阅读医学情报信息和文献积累,在实践中不断总结,逐步提高写作水平,这样才能写出真正好的论文。

2. 医学论文的投稿

按照公认的惯例,科学成果的首创权,必须以学术论文的形式刊载在学术期刊或书籍上,才能得到承认,仅由新闻媒介传播,是得不到承认的。撰写医学论文的主要目的是用来发表,否则就失去了撰写论文的意义。

(1)投稿前的准备:作者应认真学习并掌握国家制定的有关标准,确保完稿的论文标准化、规范化,可重点学习和掌握以下标准:GB 7713—2015、ISO 4—1984(《文献工作——期刊名缩写的国际规则》)等。如有问题及时进行标准化修改。同时,作者还应认真阅读杂志的约稿与投稿须知,按约稿与投稿须知的要求办理。

(2)如何选择医学期刊投稿:选择向何处投稿并如何递送稿件是很重要的。在投寄前应查阅有关杂志所设的栏目和具体要求(如格式、篇幅等),还要了解医学期刊出版周期(周刊、旬刊、半月刊、月刊、双月刊、季刊、年刊、不定期刊)情况,以便缩短发表周期。

(3)不能一稿多投:一稿多投,是指同样的文稿或实质内容基本相同的文稿投给两个或两个以上的期刊,几乎所有的科技期刊都不允许一稿多投。但以下情况不属于一稿多投:①已被其他刊物退稿的论文;②发表初步报告后再发表完整的论文;③无刊号的内部资料再以有刊号的公开形式发表。

目标检测

1. 医学信息分析的功能有哪些?
2. 请列举常用的医学信息分析方法。
3. 医学信息资源评价的标准是什么?
4. 请简述科技查新的作用。
5. 医学论文有哪些类型?
6. 在撰写医学论文时要注意哪些问题?

实训指导

实训一　图书馆馆藏目录检索

一、实训目的

通过馆藏目录检索实训,掌握正确的馆藏目录检索和作用方法,熟悉联机公共目录查询系统(Online Public Access Catalogue,OPAC),查询图书馆中外文图书、期刊、电子图书等多种馆藏,以准确定位文献,掌握查询图书借阅历史情况,完成图书续借等。

二、实训环境

互联网中任何计算机访问图书馆主页,图书馆集成管理系统有汇文编目子系统或ILAS编目子系统等,以ILAS编目子系统为例进行实训讲解,书目查询可提供书名、责任者、主题词、分类号、国际标准书号(ISBN)、索取号等检索途径。

三、实训内容

(一)查找有关临床检验方面的图书

1. 课题分析

题目指定查找图书,选择检索工具为联机公共目录查询系统和超星数据库图书馆。使用计算机通过互联网访问图书馆主页,进入联机公共目录查询系统,可使用书名途径检索,也可使用主题途径检索,但是使用主题词途径能更全面地检索出馆藏中有关医学检验方面的图书。

2. 检索步骤

(1)纸质图书的检索:①进入联机公共目录查询系统。以桂林医学院图书馆为例,使用ILAS Ⅱ编目子系统查询。首先登录桂林医学院图书馆网址 http://tsg.glmc.edu.cn/,点击"书目查询",进入图书馆书目检索系统,如实训图1-1所示。②选择检索途径。进入书目查询系统,选择"主题词"检索途径,在检索输入框中输入"医学检验",选择检索"图书",然后点击查询按钮。③书目查询结果显示。书目检索结果显示本馆收藏有关医学检验的图书,并显示题名、责任者、出版项、页码、价格、索取号、详细信息等项目,如实训图1-2所示。如果我们想了解"新编临床辅助检查指南"则点击"详细信息",可显示馆藏位置、流通情况、复本情况等,如实训图1-3所示。④获取索书号,查找图书。通过浏览详细信息,可获取某一图书的索取号,即可找到该纸质图书。

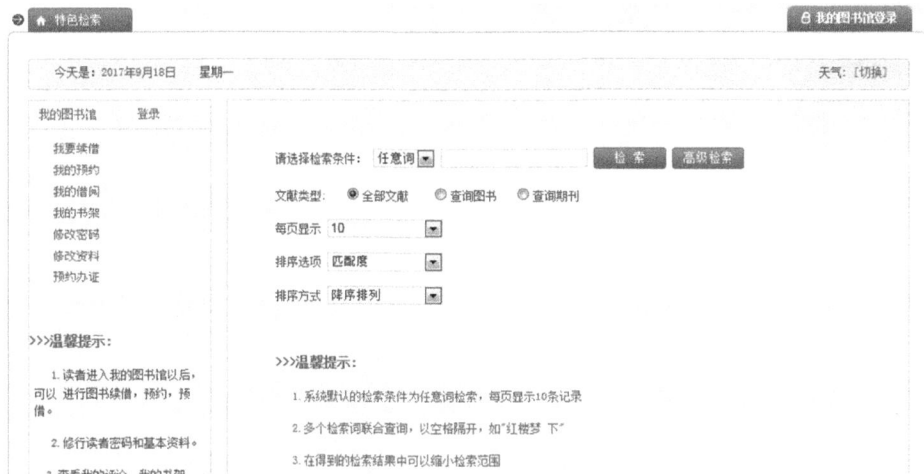

实训图 1-1　书目检索

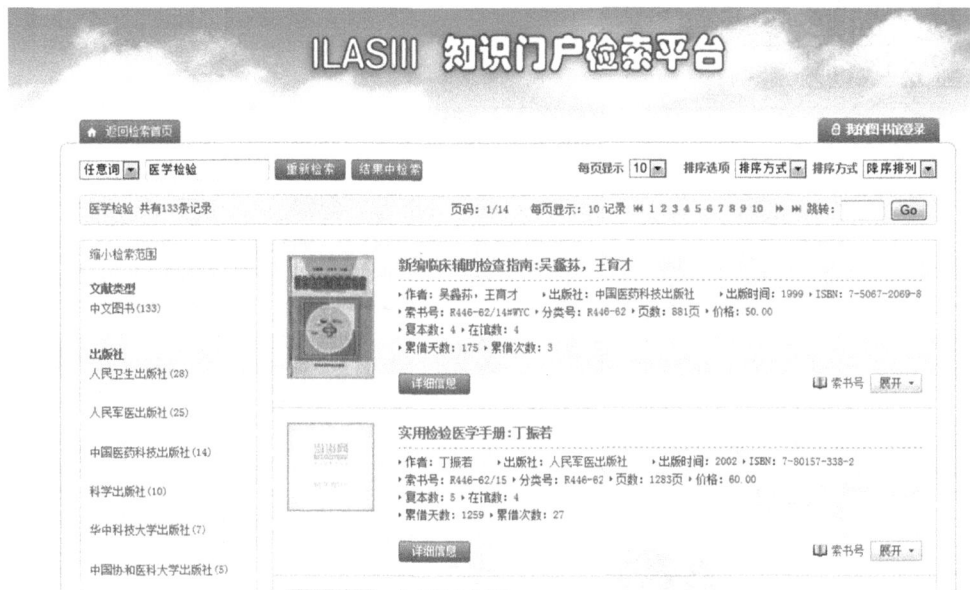

实训图 1-2　书目查询结果

（2）电子图书的检索：①进入超星汇雅电子图书检索界面。首先登录桂林医学院图书馆网站，点击超星汇雅电子图书。②选择书名，在输入框中输入"医学检验"点击检索，可检索出医学检验方面的电子图书，下载安装超星阅览器，即可在线阅读电子图书，如实训图 1-4 所示。

（二）查找有关内科学方面的期刊

1. 课题分析

题目是指定查找期刊，选择检索工具为联机公共目录查询系统，使用计算机通过互联网访问图书馆主页进入联机公共目录查询系统，使用主题词途径。

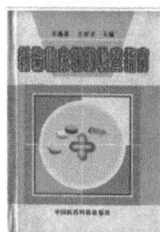

新编临床辅助检查指南/吴蠡荪，王育才

- 作者: 吴蠡荪，王育才
- 出版者: 中国医药科技出版社
- ISBN: 7-5067-2069-8
- 页数: 881页

- 价格: CNY50.00
- 索书号: R446-62/14#WYC
- 分类号: R446-62
- 出版日期: 19990101

- 附件:
- 设置1:
- 设置2:
- 设置3:

附注提要

目录
暂无目录

查看评论　(0)‖　放入我的书架　(0)

手机二维条形码

二维条形码使用说明

馆藏信息

条码号	索书号	馆藏地点	馆藏状态	借出日期	还回日期	流通类型	预约处理	卷册说明
000189511	R446-62/14#WYC	东城自然科学书库	入藏			流通	预借	
000189512	R446-62/14#WYC	东城自然科学书库	入藏			流通	预借	
199708722	R446-62/14#WYC	东城自然科学书库	入藏			流通	预借	157345
199708721	R446-62/14#WYC	临桂校区自然科学书库	入藏			流通	预借	157342

实训图 1 - 3　书目详细信息

实训图 1 - 4　超星汇雅电子图书检索

2. 检索步骤

查找步骤如下;①进入联机公共目录查询系统。登录桂林医学院图书馆网站,点击

"书目查询",进入图书馆书目检索系统。②选择检索途径。进入书目查询系统,选择"主题词"检索途径,在检索输入框中输入"内科学",选择检索"期刊",然后点击查询按钮,如实训图 1-5 所示。③书目查询结果显示。书目检索结果显示本馆收藏有关医学内科学的期刊,并显示题名、责任者、出版项、详细信息等项目,如实训图 1-6 所示。如果我们想进一步了解"中国急救医学",则点击"详细信息",可显示条码号、馆藏地点、流通类型、状态、卷册说明等,如实训图 1-7 所示。

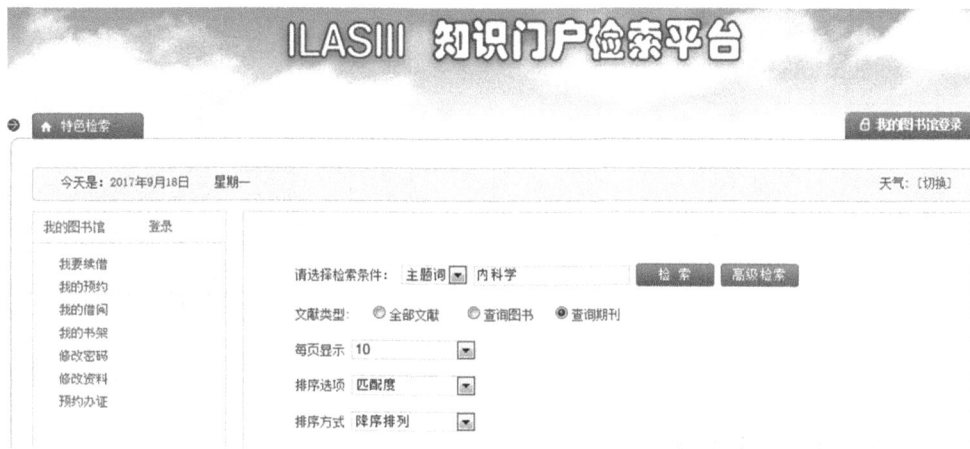

实训图 1-5　期刊检索

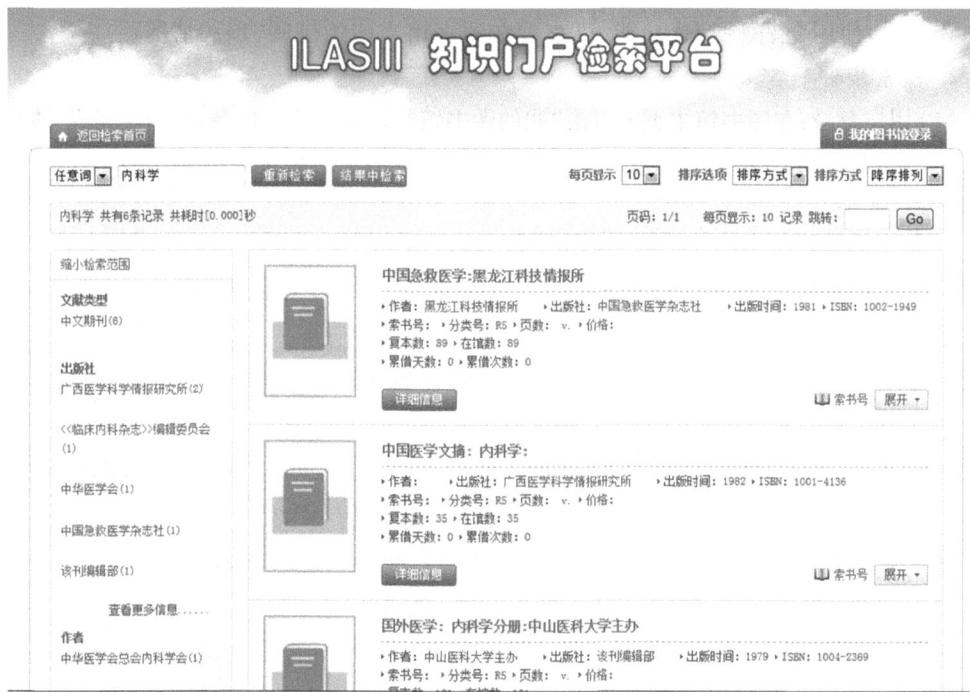

实训图 1-6　期刊检索结果

实训图 1-7 期刊详细信息

(三)完成所借图书的续借

1. 课题分析

题目是完成图书续借任务,选择检索工具为图书馆集成管理系统中"我的图书馆",用户登录后,使用"借阅查询"功能,可查看在图书馆当前的借阅、预约情况。

2. 检索步骤

(1)用户登录:在图书馆主页上点击"我的图书馆",如果是第一次登录,则要完成"本馆读者注册",如已注册,则使用注册名或者证号,登录进入我的图书馆,如实训图 1-8 所示。

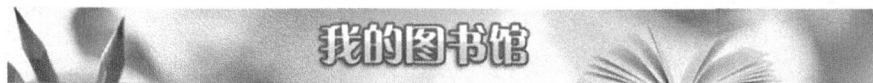

实训图 1-8 "我的图书馆"用户登录界面

（2）图书续借：登录进入我的图书馆，选择"图书续借"按钮，如实训图1-9所示，即可进入该读者的借阅清单，点击想要续借图书前的复选框，再点击"续借"按钮，即可完成本书的续借。

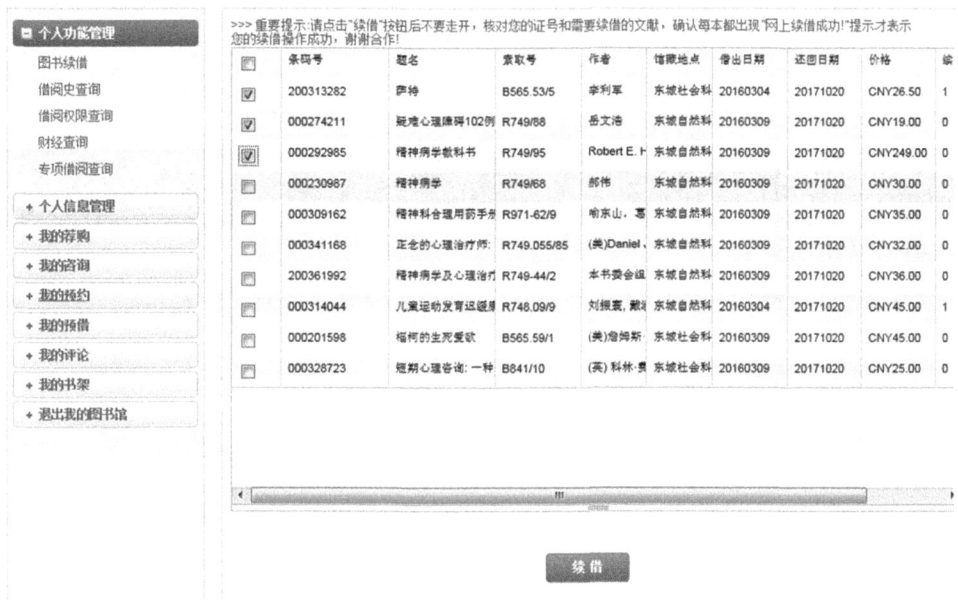

实训图1-9　"我的图书馆"图书续借界面

实训二　图书馆数据库检索

一、实训目的

通过图书馆数据库检索实训，掌握中文数据库检索方法和途径。

二、实训环境

以桂林医学图书馆为例，CBM、CNKI、VIP、万方数据中华医学会数字化期刊数据库。

三、实训内容

查找有关磁共振波谱在难治性癫痫的定位诊断和药物监测中的意义的文献。

1. 课题分析

根据课题需要，可选择CBM、CNKI、VIP、万方数据库中华医学会数字化期刊数据库。分析检索点及检索词，检索词为"磁共振波谱""难治性癫痫""定位诊断"和"药物监测"，选择关键词检索途径和主题词检索途径。

2. 检索步骤

（1）CBM数据库检索步骤：①进入CBM数据库。首先登录桂林医学院图书馆网站，点击"中国生物医学文献服务系统"，进入该系统，选择"中国生物医学文献数据库"，进入检索界面。②选择快速检索途径。在检索输入框中输入检索表达式"磁共振波谱 and 难治性癫痫 and 定位诊断 and 药物监测",然后点击检索按钮,即可完成检索过程。③调整检索策略。本次检索结果显示为零篇记录,如实训图 2－1 所示。当我们检索结果不满意时,要随时调整检索策略,即扩大检索范围,使用检索表达式"磁共振波谱 and 难治性癫痫 and（定位诊断 or 药物监测）"进行检索,检索结果为三篇记录,如实训图 2－2 所示。

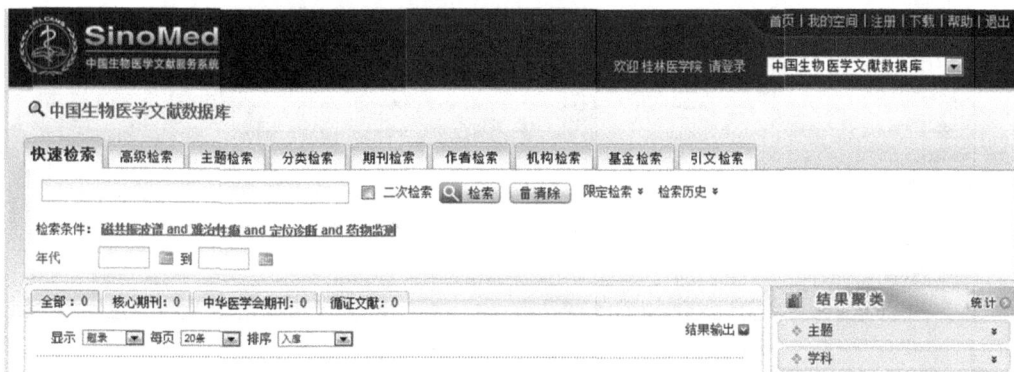

实训图 2－1　CBM 快速检索界面

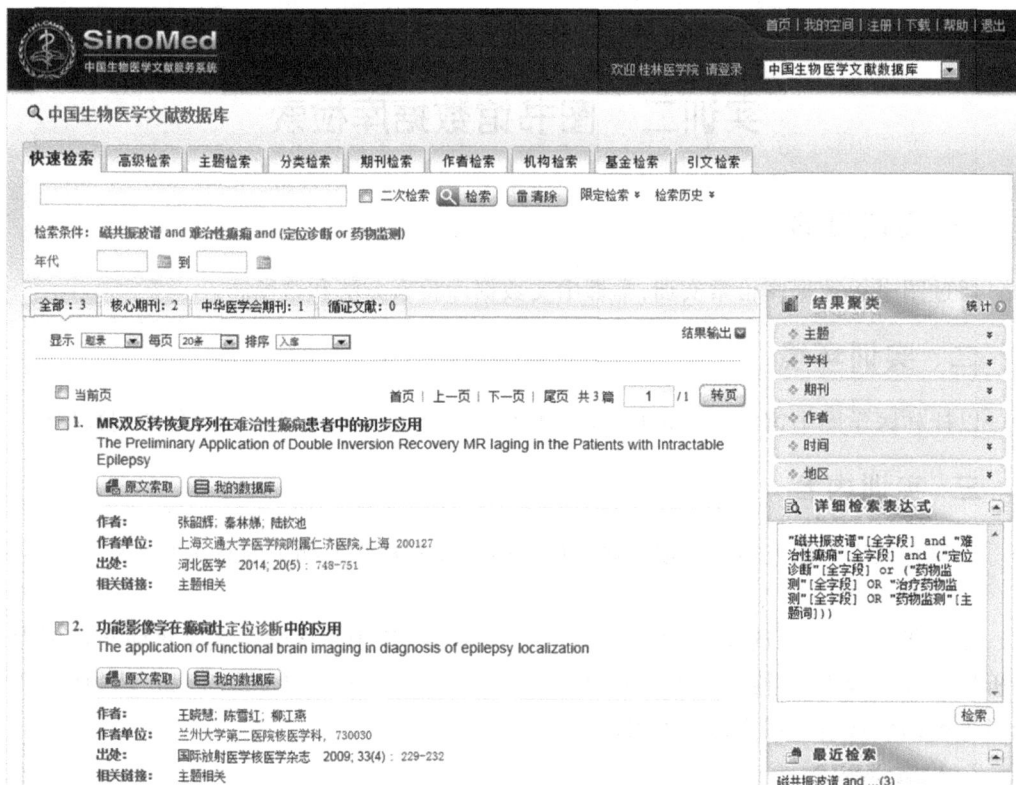

实训图 2－2　CBM 快速检索结果界面

（2）CNKI、VIP、万方数据中华医学会数字化期刊数据库检索：仅讲解 CNKI 数据库的检索方法，其余全文数据库检索方法类似，在此不再赘述。①进入 CNKI 数据库。首先登录桂林医学院图书馆网站，点击"CNKI"，进入该检索系统。②选择检索途径。在系统中选择"高级检索"，选择检索入口为"关键词"，在检索输入框中分别输入检索词"磁共振波谱""难治性癫痫""定位诊断""药物监测"，检索词之间均选择逻辑"并且"，然后点击检索按钮，即可完成检索过程。③调整检索策略。检索结果显示为零篇记录，如实训图 2－3 所示。调整检索策略，扩大检索范围，上述条件不变，将"难治性癫痫"扩大为"癫痫"，在"定位诊断"与"药物监测"两个检索词之间选择逻辑"或者"再进行检索，检索结果为两篇记录，如实训图 2－4。

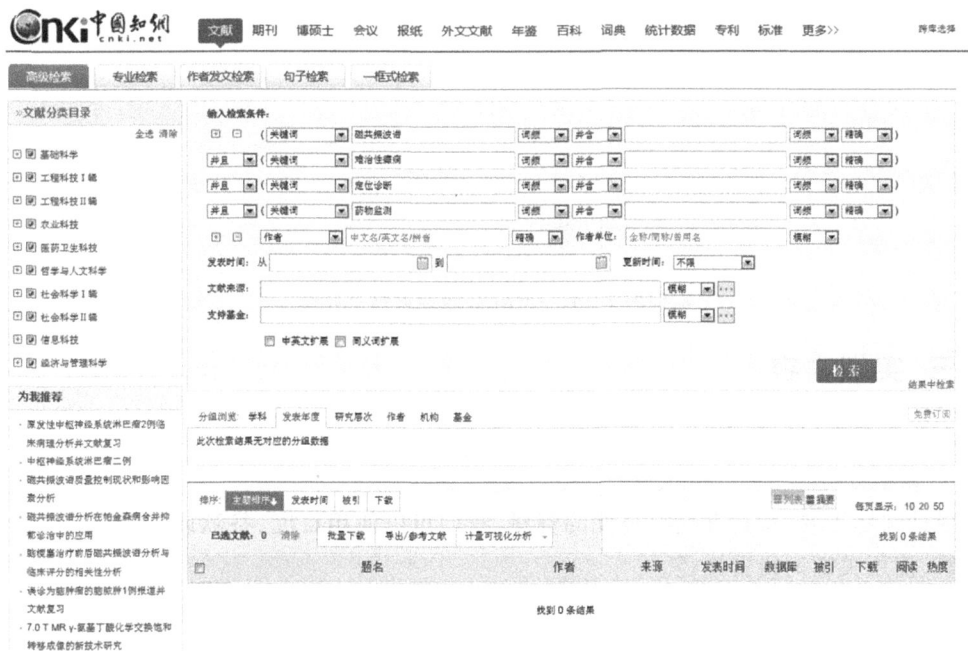

实训图 2－3　CNKI 高级检索界面

实训三　网络资源检索

一、实训目的

通过网络资源检索实训，掌握网络资源检索方法和途径，掌握综合搜索引擎和医学专业搜索引擎的使用方法。

二、实训环境

能登录互联网的计算机。

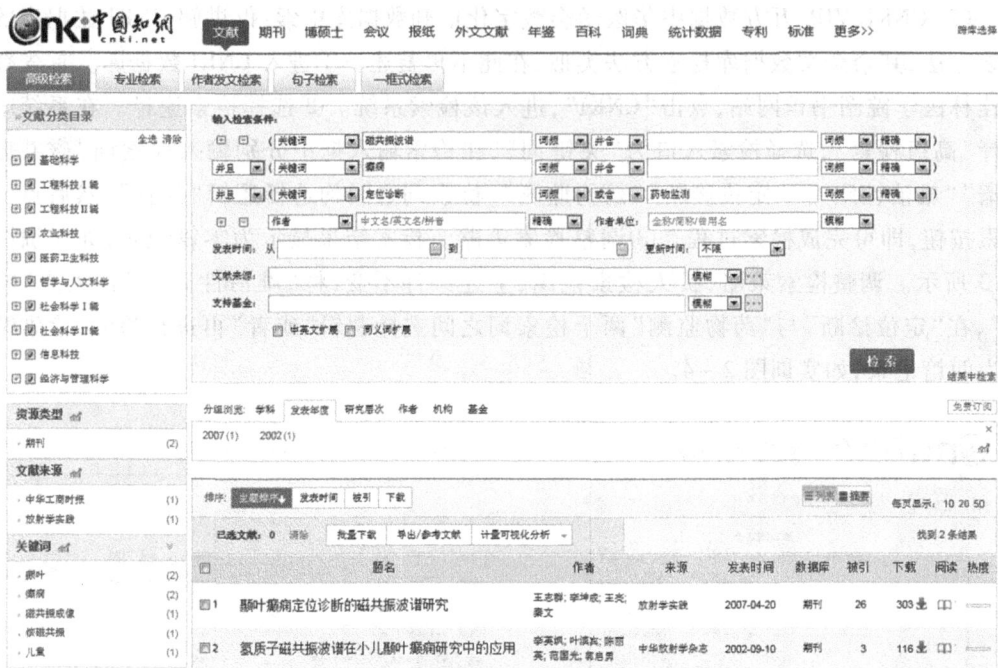

实训图 2-4　CNKI 高级检索结果界面

三、实训内容

查找有关考研的站点。

1. 课题分析

根据课题需要,这是查找综合性的资料,我们可以使用百度、谷歌或者搜狐等综合搜索引擎,使用关键词检索途径。

2. 检索步骤

本题仅以百度进行示范。①首先登录网址 http://www.baidu.com,进入该搜索引擎的检索界面。②选择检索途径。在界面中选择检索入口为"网站",在检索输入框中输入关键词"考研",然后点击"百度一下"按钮,即可完成检索过程,如实训图 3-1 所示。③检索结果显示与阅读。系统检索结果会罗列出相关网站,如实训图 3-2 所示。我们可从检索结果中选择自己感兴趣的网站标题即可链接该网站。

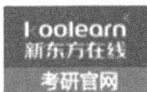

Baidu百度　考研　　　　　　　　　　　　　　　　　×　　百度一下

网页　　新闻　　贴吧　　知道　　音乐　　图片　　视频　　地图　　文库　　更多»

百度为您找到相关结果约52,800,000个　　　　　　　　　　　　　　▽搜索工具

考研-【新东方在线】18年考研全力备战　　　　　　　　　　　　　　　广告

kooleam　　考研,每天2.6小时高效备考18考研,直播+录播,直达高分,更可免息分期
新东方在线　付款!考研新东方在线,87%考研在线市场占有率,犀利名师,倾...
考研官网　　www.koolearn.com　2017-09　▼　▽₃ - 741条评价

考研 海文半年特训营热招中 赢在起跑线

学科分类: 会计专硕　法律硕士　金融专硕　经济学硕士　更多»

学习方式: 临床医学　计算机　艺术设计　翻硕硕士　更多»

热门课程: 国庆体验营　考前特训营　考研占石卡　名师1对1　更多»

kaoyan.wanxue.cn　2017-09　▼　▽₃ - 218条评价

考研论坛【有道精品课】高效学习 轻松过关

有道精品课.网易旗下在线教育平台,精选六级课程,轻松提升优惠进行中,快来选购

ke.youdao.com　2017-09　▼　▽₂ - 750条评价

中国研究生招生信息网——教育部网上报名和调剂指定网站　官网

中国研究生招生信息网是隶属于教育部的以考研为主题的官方网站,是教育...

yz.chsi.com.cn/　2013-9-22　▼ ·▷

实训图 3 - 1　百度检索界面

实训图 3 - 2　百度检索结果显示界面

参考文献

[1]李晓玲,符礼平.医学信息检索与利用[M].5版.上海:复旦大学出版社,2014.

[2]湛佑祥.医学信息检索学[M].北京:人民军医出版社,2014.

[3]罗爱静,于双成.医学文献信息检索[M].3版.北京:人民卫生出版社,2015.

[4]郭继军.医学文献检索与论文写作[M].4版.北京:人民卫生出版社,2013.

[5]梁玲芳,蒋海萍,林红,等.医学信息学[M].北京:中国档案出版社,2006.

[6]徐一新,夏知平.医学信息检索[M].2版.北京:高等教育出版社,2009.

[7]李明亚.临床药物治疗学[M].2版.中国医药科技出版社,2015.

[8]徐云,张倩.医学信息检索[M].3版.武汉:华中科技大学出版社,2013.

[9]黄燕.医学文献检索[M].3版.北京:人民卫生出版社,2013.

[10]王福彦.医学科研及文献检索[M].北京:科学出版社,2012.

[11]赵文龙,李小平,肖凤玲.医学文献检索[M].3版.北京:科学科学出版社,2010.

[12]郭继军.医学文献检索[M].3版.北京:人民卫生出版社,2008.

[13]吴延熊.信息检索教程[M].北京:中国传媒大学出版社,2010.

[14]夏旭,顾萍,韩玺,等.探索科技查新工作的科学发展[J].图书馆论坛,2010,30
(6):238-243.

[15]陈界,杨嘉,董建成,等.医学信息检索与利用[M].3版.北京:中国科学技术出版
社,2004.

[16]吴延熊.信息检索教程[M].北京:中国传媒大学出版社,2010.

[17]陈界,杨嘉,董建成,等.医学信息检索与利用[M].3版.北京:中国科学技术出版
社,2004.

[18]湛佑祥.医学图书馆理论与实践[M].北京:人民军医出版社,2007.

[19]湛佑祥,陈界,刘传和,等.医学图书馆学[M].北京:人民军医出版社,2009.

[20]赵玉冬.信息资源检索与利用[M].广州:中山大学出版社,2009.

[21]董建成.医学信息检索教程[M].南京:东南大学出版社,2009.

[22]张长生,胡小君,朱象喜.医学信息检索学[M].杭州:杭州出版社,2003.

[23]马国华.现代信息检索[M].西安:西北工业大学出版社,2007.

[24]杨克虎,张晓华,王慧忠.新编医学文献检索[M].兰州:甘肃教育出版社,2004.

[25]陈界.我国医学文献检索教学的产生和发展[J].中华医学图书情报杂志,2004,
(3):48-50.